臨床家のための
対人関係療法
クイックガイド

Clinician's Quick Guide
to
Interpersonal Psychotherapy

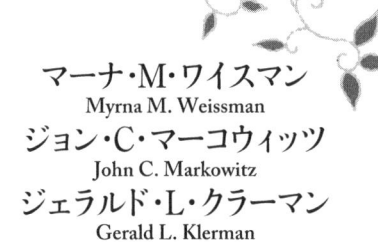

マーナ・M・ワイスマン
Myrna M. Weissman
ジョン・C・マーコウィッツ
John C. Markowitz
ジェラルド・L・クラーマン
Gerald L. Klerman
著

水島広子
Hiroko Mizushima
訳

創元社

序文

　本書は、エビデンスに基づく精神療法である対人関係療法（Interpersonal Psychotherapy：ＩＰＴ）を学びたいけれども、詳しいマニュアルを読む時間もなければ講座に出席する時間もないという忙しい臨床家のために書かれたものである。本書はまた、ワークショップやスーパービジョンなどでＩＰＴをいくらか学んだ経験はあるけれども、実践のための参考書がほしいと思っている臨床家のためにも書かれている。

　ＩＰＴは当初は大うつ病性障害の治療法として開発された。多数の臨床研究の結果その効果が確認され、その後、だんだんと、他の精神科的障害に対しても修正版の効果が確認されてきた。アメリカ、イギリス、オランダでは公的な治療ガイドラインに位置づけられている。思春期、成人、高齢のうつ病患者用に、妊娠中および産後のうつ病患者用に、気分変調性障害と双極性障害患者用に、またグループ療法用に、ＩＰＴのマニュアルや臨床研究の結果が出版されてきた。これらの本は分厚く、専門的で、日々の臨床には実用的でないところもある。ＩＰＴについて読んだり聞いたりしたことはあるが、それがどういうものであって、どのように行うのかについてはよくわかっていないという臨床家は多い。精神医学、心理学、ソーシャルワーク、その他のメンタルヘルス専門家の養成において、エビデンスに基づく精神療法をなかなかトレーニングに取り入れてこなかったため、ほとんどの臨床家がＩＰＴの正式なトレーニングを受けていない。ここ10年ほど、ようやく、卒後ワークショップや卒後コースの中で、あるいはワイスマン（Weissman, M. M.）らによるマニュアル（2000）を読むことによってＩＰＴの学習が始まっている。

　本書は、臨床家が容易に読むことができるように書かれたＩＰＴのエッセンスである。したがって、完全版マニュアル（p.16参照）のうち、ＩＰＴの理

論的・経験的背景や、ＩＰＴがどの診断に効いて何に効かないのかを示した効果のデータは省略されている。本書は実用性に重きを置いている。患者とのやりとりをどのようにするのか、治療をどのように焦点づけるのか、治療上の困難をどのように処理するのか、ということが述べられている。また、随所に症例や治療者の言い回しの実例も載せてある。

第Ⅰ部（第1〜9章）では、どのようにしてＩＰＴを大うつ病性障害に用いるのかを詳しく述べている。ＩＰＴの基礎を知るためには、第Ⅰ部を読む必要がある。対象別、タイプ別の気分障害へのＩＰＴの修正に関心があれば、第Ⅱ部（第10〜17章）に進み、気分障害以外について知りたければ、第Ⅲ部（第18〜21章）を読んでいただきたい。第Ⅳ部は、ＩＰＴの構造的な修正（グループ、夫婦同席、電話）についてである。その一部は、それ以前の章でも、その修正が用いられたときに紹介されている。

治療者が関心のある章にすばやく目を通せるよう、それぞれの章は比較的短くしてある。特定の障害に対するＩＰＴの修正についての章では、簡単にその障害の症状を述べ、その障害用のＩＰＴの修正を述べ、その適用を支持する効果データがどの程度あるかを述べている。研究データをあれこれと紹介する代わりに、関心のある読者には国際ＩＰＴ学会（International Society for IPT）のホームページ（http://www.interpersonalpsychotherapy.org/）をご紹介する。そこでは、研究の現状の一覧を定期的に紹介している。本当に忙しい臨床家は、フローチャートを見てから直接第2章「ＩＰＴを始める」に進んでいただきたい。

本がカバーできることは限られている。せいぜい、臨床家がすでに持っているスキルを強化するガイドラインの提供くらいである。本書は「ハウツー本」ではあるが、精神療法の基礎を理解しており、治療しようとする診断や年齢層の患者の治療経験がある読者を前提としている。本書は正式なマニュアル（Weissman, 2000）を補足するものではあるが、本書を読めばＩＰＴの臨床トレーニングの必要がなくなるというわけではない。臨床トレーニングとは、講座を受けることと、専門家のスーパービジョンを受けることである（第24章参照）。

本書は、マクロのレベルではなくミクロのレベルにおいて精神療法的介入に焦点を当てることによって、既存の文献のギャップを埋めるものである。

本書はまた、精神科医、臨床心理士、ソーシャルワーカー、看護師、スクールカウンセラー、さらに、メンタルヘルスの治療の選択肢がほとんどないような貧しい地域で働いている人たちなど、さまざまなメンタルヘルス専門家のために書かれている。。

　私たちは本書を故ジェラルド・L・クラーマン医学博士に捧げる。クラーマン博士は、才能ある臨床科学者であり、妻ワイスマン博士や他の同僚とともにＩＰＴを開発した。彼は最初のマニュアルの筆頭著者としてＩＰＴを開発したが、残念ながら、現在これほど普及しているところを見るまで生きることができなかった。私たちは、これらの年月を通して、修正版を作って検証することでＩＰＴの領域を広げてきた多数の同僚に感謝する。彼らの仕事は、随所で引用されている。私たちはまた、本書の早期の草稿への明敏なコメントをくれたカルロス・ブランコ医学博士と、第14章の症例を提供してくれたハーバート・シュルバーグ博士、エチオピアでのＩＰＴのトレーニングの体験を知らせてくれたポーラ・ラヴィッツ医学博士、そして編集をしてくれたハイディ・フィタリングに感謝する。

　なお、すべての症例は、守秘義務を守るために修正されていることを申し添えておく。

臨床家のための 対人関係療法クイックガイド　目次

序　文　1
ＩＰＴの概要　9

第Ⅰ部

第１章　ＩＰＴとは何か……………………………………………16
第２章　ＩＰＴを始める……………………………………………28
第３章　悲　哀………………………………………………………50
第４章　対人関係の不和……………………………………………60
第５章　役割の変化…………………………………………………69
第６章　対人関係の欠如……………………………………………81
第７章　終　結………………………………………………………92
第８章　ＩＰＴにおける技法と治療者の役割……………………96
第９章　治療においてよく見られる問題と患者の質問…………104

第Ⅱ部

第10章　ＩＰＴの修正の概観……………………………………126
第11章　うつ病の維持治療………………………………………128
第12章　妊娠中、流産後、産後のうつ病…………………………134
第13章　思春期と子どものうつ病…………………………………139
第14章　高齢者のうつ病…………………………………………146
第15章　身体疾患患者のうつ病…………………………………154
第16章　気分変調性障害…………………………………………161
第17章　双極性障害………………………………………………170

第Ⅲ部

第18章　物質乱用 …………………………………………… 178

第19章　摂食障害 …………………………………………… 181

第20章　不安障害 …………………………………………… 186

第21章　境界性パーソナリティ障害 ………………………… 194

第Ⅳ部

第22章　他の文化圏におけるＩＰＴと発展途上国におけるＩＰＴ … 200

第23章　ＩＰＴのグループ、夫婦同席、電話フォーマット ……… 210

第24章　トレーニングとリソース …………………………… 215

付録A　ハミルトン抑うつ評価尺度（専門家用）　218

付録B　対人関係療法効果尺度（治療者版）　224

文　献　225

索　引　234

訳者あとがき　238

臨床家のための
対人関係療法クイックガイド

Clinician's Quick Guide to Interpersonal Psychotherapy
by Myrna M. Weissman, John C. Markowitz, Gerald L. Klerman
Copyright © 2007 by Oxford University Press
Clinician's Quick Guide to Interpersonal Psychotherapy was originally published in English in 2007.
This translation is published by arrangement with Oxford University Press.

本書の日本語版翻訳権は、株式会社創元社がこれを保有する。
本書の一部あるいは全部についていかなる形においても出版社
の許可なくこれを転載することを禁止する。

IPTの概要

　IPTの急性期の治療には三つの時期がある。初期、中期、終結期である。各期は数セッションからなり、それぞれ特有の課題がある。急性期の治療の後には、第4の時期、すなわち継続治療あるいは維持治療が行われることがあるが、その契約は別に行われる（第11章参照）。表1.1は、第1～9章で述べられている、大うつ病性障害に対するIPTの治療期と戦略の概要を示している。修正のほとんどについてはそれぞれの章で同様の概要を述べてある。

表 1.1　ＩＰＴの概要

治療者の役割
患者の味方（中立ではない）。
積極的であり、消極的ではない。
治療関係は転移としては解釈されない。
治療関係は友情ではない。

初期のセッション
1. うつ病と、対人関係の状況を診断する。
2. 治療の枠組みと構造を決める。
3. まず症状を軽減させる。

中期のセッション

	悲　哀	役割をめぐる不和
目　標	1. 喪のプロセスを促進する。 2. 患者が興味や人間関係を再確立できるように助ける。	1. 不和を見極める。 2. 選択肢を探り、行動計画を選ぶ。 3. 満足できる結果が得られるように、期待や問題のあるコミュニケーションを修正する。
戦　略	・抑うつ症状を振り返る。 ・症状の始まりを重要な他者の死に結びつける。 ・亡くなった人と患者の関係を再構築する。 ・死の直前、最中、死後の出来事の順序と結果を明らかにする。 ・関連する気持ちを探る（ポジティブなものもネガティブなものも）。 ・感情が起こったら、面接室の中では黙ってそれを許す。	・抑うつ症状を振り返る。 ・症状の始まりを、患者と現在関係のある重要な他者との間の、目に見える、あるいは目に見えない不和に結びつける。 ・不和の段階を決定する。 　1. 再交渉（関係者を落ち着かせ、解決を促進する） 　2. 行き詰まり（交渉を再開させるために不調和を増す） 　3. 離別（喪をサポートする） ・ずれのある役割期待がどのように不和と関連しているかを理解する。 ・不和における論点は何か。 ・期待や価値観における相違は何か。 ・どのような選択肢があるか。 ・他のやり方を見つけられる可能性はどのくらいあるか。 ・その関係に変化をもたらすために利用できるリソースは何か。 ・他の関係にも同様のものがあるか。 ・患者は何を得ているのか。 ・患者の行動の裏にある、暗黙の憶測は何か。 ・不和はどのようにして長引いているのか。

役割の変化	対人関係の欠如
1. 古い役割の喪失について、喪と受容。 2. 患者が新しい役割をより前向きにとらえられるように助ける。 3. 患者の自尊心が回復するよう助ける。	1. 患者の社会的孤立を減じる。 2. 患者が新しい人間関係を作るよう励ます。
・抑うつ症状を振り返る。 ・抑うつ症状を、最近の生活の変化に対処することの困難と関連づける。 ・古い役割と新しい役割のポジティブな側面とネガティブな側面を検討する。 ・失われたものについての患者の気持ちを探る。 ・変化そのものについての患者の気持ちを探る。 ・新しい役割における機会を探る。 ・失われたものを現実的に評価する。 ・感情の適切な発散を奨励する。 ・新しい役割で必要とされるソーシャルサポート・システムと新しいスキルを育てるように励ます。	・抑うつ症状を振り返る。 ・抑うつ症状を社会的孤立や満たされなさの問題に関連づける。 ・過去の重要な関係を、悪い側面もよい側面も含めて振り返る。 ・対人関係において繰り返されるパターンを探る。 ・治療者に対する患者のポジティブな気持ちやネガティブな気持ちについて話し合い、他の関係にも類似のものがないか探るよう患者を励ます。

終結期
1. 終結について明確に話し合う。
2. 終結は（健康な）悲しみのときであるということを認める——役割の変化のときである。
3. 自分には自立した能力があるということを患者に認識してもらうようにする。
4. 治療への反応がなかった場合に対処する。
    - 治療法の責任にすることによって、患者の自責を最小化する。
    - 他の治療法があるということを強調する。
5. 継続治療・維持治療の必要性を評価する。
    - 治療契約を再交渉する。

> 追加情報

● **初　期**

　初期のセッションでは、治療者はポジティブな治療同盟を確立することにも取り組む。注意深く患者の話を聞き、感情を引き出し、患者の気持ちに共感し、それは正常なものだと言うことによって患者が理解されたと感じられるよう助け、患者をサポートし、元気づけ、うつ病についての心理教育をする。

　うつ病の診断をする　抑うつ症状を調べる。患者の症状と重症度を評価する。DSM−IVを用いて患者が診断を理解できるようにする。ハミルトン抑うつ評価尺度やベック抑うつ評価尺度のような評価尺度を用いて患者が症状の重症度や性質を理解できるように助ける。尺度のスコアが何を意味するのかを説明し、治療の進み方をチェックするために尺度を定期的に繰り返し用いることを知らせておく。

　「あなたはうつ病にかかっています」と、症候群に名前をつける。

　うつ病を医学的な病気として説明し、その治療を説明する。うつ病は病気であり、治療可能であり、患者の落ち度ではない。絶望感という症状に反して、うつ病の予後は良好である。治療者と患者の両方が患者の進歩を評価できるように、抑うつ評価尺度を定期的に繰り返していく。

　ＩＰＴは、他人とのやりとりと患者の気持ちとの関係に焦点を当てた期間限定治療である。X回の毎週のセッション（回数を決める）を行い、患者はまもなく気分がよくなる可能性が高い。

　患者に「病者の役割」を与える。「落ち込んでいるためにできないことがあるとしても、それはあなたの落ち度ではありません。あなたは病気だということなのです」と言う。しかし、患者は患者として病気をよくすることに取り組む責任がある。

　投薬の必要性を評価する。

　患者の現在と過去の人間関係を振り返ることによって、うつ病を対人関係に関連づける。対人関係がどのように現在の抑うつ症状に関連しているかを説明する。患者とともに「対人関係質問項目」を行う。

- 重要な人たちとのやりとりの性質
- 患者と重要な人たちが抱いている期待(それぞれを区別して、それらが満たされているかどうかを話し合う)
- その関係の満足できる側面と不満足な側面
- その関係において患者が求めている変化

悲哀、役割をめぐる不和、役割の変化、対人関係の欠如など焦点となる問題領域を決める。

- 現在のうつ病に関連した問題領域を決めて、治療目標を設定する。
- どの関係が、あるいは、ある関係のどの側面がうつ病に関連しているのか、その中で変わりうるのはどこかを判断する。

ＩＰＴの概念と契約を説明する。病気と生活状況を結びつけたフォーミュレーションを示すことによって、問題を治療者がどう理解したかを概説する。

> あなたはうつ病にかかっていますが、それはあなたの生活で起こっていることと関係があるように思えます。それは(複雑化した死別、役割をめぐる不和、など)と呼ばれています。これからＸ週間をかけて、その難しい人生の危機を解決するよう取り組んでいきませんか？　その問題を解決することができれば、うつもよくなるでしょう。この話がピンときますか？

治療目標に合意してどの問題領域が焦点となるかを決める。治療焦点について患者のはっきりした同意を得る。

ＩＰＴの進め方を説明する。現在の問題に焦点を当てること、患者が重要な関心事を話す必要があるということ、患者の現在の対人関係を見ていくこと、治療の現実的な側面(長さ、頻度、回数、料金、キャンセルの取り扱い)など。

● 中　期：問題領域

　フォーミュレーションに患者が同意したら、治療の中期に入り、最後の数セッションを除いてはすべてのセッションを四つのIPTの問題領域（悲哀、役割をめぐる不和、役割の変化、対人関係の欠如）の一つに取り組むことに費やす。この期間、忘れずに以下のことをする。

- 支持的な治療同盟を維持する。よく聞いて同情する。
- 治療が焦点に集中するように維持する。治療契約に明記されているように。
- 適切なときにはうつ病についての心理教育をし、患者の気力の低下、罪悪感などは仕方のないことだと言う。
- 感情を引き出す（面接室の中にいつまでも感情が残ることを恐れない）。
- 他人とのやりとりと、患者がそれをどのように扱ったかに焦点を当てる。
  - 患者は何を感じたか。
  - 患者は何を言ったか。
  - うまくいったときには、患者を祝い、適応的な社会的機能を強化する。
  - うまくいかなかったときは、同情して他の選択肢を探る。
  - どちらのケースでも、患者の気分と対人関係の結果とを結びつける。
- 対人関係の選択肢をロールプレイする。
- セッションの終わりにはそのセッションのまとめをする。
- 症状の重症度を評価するために抑うつ評価尺度を定期的に（例えば、3～4週間ごとに）繰り返す。

● 終　結

　IPTの第3期は終結期であり、その前のセッションの進歩を振り返る。患者と共に、達成されたこと、まだ考える必要があることは何かを話し合う。終結が実際に予定されているときよりも数週間前に終結を話題にすること。患者にまだ症状が残っていれば、維持IPT、薬物の追加、薬物の変更、別種の精神療法など、別の治療コースを考える。

第Ⅰ部

第1章　ＩＰＴとは何か

> 概　観

　対人関係療法（ＩＰＴ）は、30年以上にわたって開発されてきた期間限定で定義のはっきりした精神療法で、最初は大うつ病性障害の患者のために開発され、その後、他の障害に向けても修正されてきた。熟練した、トレーニングを受けたメンタルヘルス専門家によって行われるものとして作られたが、それほどトレーニングを受けていない人の臨床に役立つような教え方もできる。ＩＰＴは薬物との併用で、あるいはＩＰＴ単独で用いられてきており（完全版マニュアルは、『うつ病の対人関係療法』［Klerman, Weissman, Rounsaville, & Chevron, 1984／邦訳：岩崎学術出版社）、『対人関係療法総合ガイド』（Weissman, Markowitz, & Klerman, 2000／邦訳：岩崎学術出版社より近刊予定］を参照のこと）、ＩＰＴについての簡単な歴史についてはワイスマン（2006）によって述べられている。ここではまず、ＩＰＴの基本例として、大うつ病性障害を持つ患者の治療について述べる。それが最も確立され最も広く用いられている対象だからである。ＩＰＴのアプローチでは、患者には他の障害が併存しているかもしれないということが認識されている。ＩＰＴのアプローチは大うつ病を持つさまざまな年齢層の人に適用でき、他のたくさんの障害にも適用できる。他の年齢層のうつ病の人や他のタイプのうつ病性障害への修正と、気分障害以外への修正は、それぞれ第Ⅱ部と第Ⅲ部に書かれている。

　うつ病は通常、社会的・対人関係的な出来事との関連で起こる。よくある出来事は、以下のようなものである。

- 結婚がだめになる
- 重要な関係を脅かす問題がある
- 配偶者の愛情がなくなる、配偶者が浮気をする
- 失業する、あるいは仕事が危うい状況になる
- 転居する
- 愛する人が亡くなる
- 昇進したり左遷されたりする
- 引退する
- 身体疾患の診断を受ける

　うつ病が起こってきた社会的・対人関係的な状況を理解することは、症状の直接の理由を解明する役に立つだろう。これは、患者がうつ病を病気として理解し、人や状況に対処する新しいやり方を身につけるのを助ける最初のステップとなる。これらの新しいソーシャルスキルを身につけることによって、現在のエピソードを治療し、将来再発する可能性を減らすことができる。
　IPTは、うつ病外来患者に対する精神療法に共通していた「役に立つ方法」を明確にするために作られた。それらの方法を明確にすることによって、より多くの治療者が効果的に治療をすることができるようになるだろうと考えたのである。患者も、何を期待できるのかがよくわかるようになるだろう。IPTは多くの臨床研究で効果を検証されてきた。向精神薬、プラセボ、他の短期精神療法、精神療法を行わない場合、などと比較されてきたし、薬物療法との併用でも効果が検証されている。
　IPTは、アメリカ精神医学会（American Psychiatric Association）のガイドライン、プライマリケア医師向けのガイドラインでうつ病の治療法として推奨されている（詳しくはhttp://www.psych.org/pysch_pract/treatg/pg/prac_guide.cfmを参照のこと）。
　うつ病に対しては数々の適切な治療法がある。さまざまな効果的な薬物が開発されており、いくつかの有用な精神療法も存在する。これらは組み合わせて用いられることが多い。うつ病の患者のためには有効な治療法のさまざまな選択肢があることが最も望ましいことだが、「有効」だと言うためには、それらの治療法のすべてが科学的な検証を受けなければならない。

ＩＰＴは、ある時期の患者（例えば、妊娠中・授乳中の女性、高齢者、あるいは、すでに複数の薬を服用していて副作用に苦しんでいる人、手術を受けようとしているうつ病患者、あるいは単に薬を飲みたくない人）に対しては薬物療法に代わる重要な治療となる。精神療法は、また、人生の危機にあり、重要な決断をしなければならない人たちには特に役に立つだろう。例えば、ある人間関係がうまくいっていないとき、あるいはキャリアが危うくなっているときにどうしたらよいか、ということなどである。これはうつ病の治療法としての薬物療法を否定するものではない。薬物療法は、症状を早く改善する必要のある人、症状が重度の人、メランコリー型あるいは妄想的なうつ病の人、精神療法に反応しない人、あるいは単に治療者に個人的な問題を話したくない人には特に役に立つだろう。このように治療の選択肢を認める考え方は、ＩＰＴの哲学の一つである。

ＩＰＴにおけるうつ病の概念

　ＩＰＴはうつ病の症状には遺伝的・環境的な多数の原因があるという考えに基づいている。しかし、どんな原因があろうと、うつ病は何もないところには起こらない。うつ病の症状は、通常、患者の現在の生活で起こっていることに関連しているものであり、親しく感じている人と関連していることが普通である。それらの個人的な問題を見つけて対処法を学ぶことと、それらの問題がどのように症状の発症に関係していたかを理解することは役に立つ。

　ＩＰＴの治療者は、うつ病を次の三つの部分からなると見る。

1. **症　状**　感情、認知、身体に現れるうつ病の症状には、抑うつ気分や不安、集中困難、優柔不断、悲観的な表情、罪悪感、睡眠障害、食欲低下、興味と喜びの喪失、易疲労性、自殺念慮などがある。
2. **社会生活・対人関係**　患者の生活における重要な他人（例えば、家族、友人、職場の同僚）とうまくやる能力。ソーシャルサポートはうつ病から人を守る効果があり、社会的ストレスはうつ病になるリスクを増す。

3. パーソナリティ　患者が生活に対処するやり方には持続するパターンがある。どのようにして自分の意見を言うか、どのようにして怒りや苦しみを表現するか、どのようにして自尊心を維持するか、恥ずかしがりか、攻撃的か、抑制されているか、疑い深いか。これらの対人関係パターンは、うつ病の発症や維持につながりうる。うつ病患者に多く見られるのは、長期にわたる受動性、ものごとに直面することの回避、全体的な社会的リスクの回避である。これらの抑うつ的なやり方が、うつ病につながるのかもしれない。

　治療者の中には、患者のパーソナリティの問題を治療しようとするところから始め、パーソナリティがうつ病の根本にある原因だと考える人もいる。ＩＰＴ治療者はパーソナリティを治そうとはせず、生涯にわたって持続しているように見える多くの行動が実はうつ病そのものの反映かもしれないと考える。うつ病患者は依存的で、自分のことばかり考えており、短気に見えるかもしれないが、うつ病が治ると、これらの持続的な気質のように思われたものは消えたり減じたりする。これが、臨床的に悪名高い、うつ病という「状態」と、パーソナリティの「気質」の混同である。

　ＩＰＴのポイントは、抑うつ症状が起こってきた対人関係の状況を理解し、症状がどのように現在の社会的・個人的状況に関連しているかということを理解することである。ＩＰＴの治療者は、幼少期や過去の問題ではなく、患者の生活の中で現在起こっていること（「今ここで［here and now］」の問題）を探す。

　これら現在の問題に対処して治療環境の外での自己信頼を育てるよう励ますことが、ＩＰＴの考え方である。短期という治療期間の制限のもとでは、パーソナリティの大きな再構築は行えない。多くの患者が、うつの改善にともない気分がずっとよくなるものである。期間限定の精神療法では、目標に焦点を当てやすくなり、患者は短期間のうちに気分がよくなるという希望を与えられる。ＩＰＴは維持療法としては３年にわたって行われてきているが（第11章）、ほとんどの形は短期である。急性期の期間限定治療が終わるときに、期間の再交渉——急性期の治療に加えて、継続治療や維持治療を行うこと——を妨げるものはない。他方、ＩＰＴが期間限定の治療の終わりに役に

立っていないようなら、治療計画を考え直したほうが適切かもしれない。

> 遺伝子とIPT

　遺伝学と神経科学の進歩により、精神療法は精神医学においてさらに重要な治療法になった。精神科的障害は遺伝的に複雑な症候群であり、糖尿病や高血圧に匹敵し、遺伝子と環境がどちらも重要で相互作用する（Capsi, et al., 2003）。環境によって影響を受ける遺伝子型（genotype）は、表現型（phenotype）（臨床像）に表現される。

　精神科的障害にとって、最も重要な環境は個人的な親しい愛着関係からなる。これらの関係がどうか、どれだけ関わってもらえているか、混乱しているか（あるいは混乱が起こる恐れがあるか）は、症状の発症（表現型の現れ）に強力な影響を与えうる。特に遺伝的な脆弱性を持つ人においてはそうである。そのような混乱が見られ症状が起こりうる状況は、IPTにおいて焦点となる問題領域として定義づけられてきた。

　それらは、以下の通りである。

- 悲哀（複雑化した死別）
- 対人関係上の役割をめぐる不和
- 対人関係上の役割の変化
- 対人関係の欠如（愛着の不足）

　IPTはこれらの状況に関連して症状が起こる患者に対して用いられる。ほとんどすべてのうつ病患者がこれら四つのカテゴリーのどれかに当てはまる。遺伝的な脆弱性はすぐには変えられないが、環境は変えられる。症状の発症に関連したこれらの対人関係状況を明らかにし、理解し、そして──特に──対処することによって症状は改善する。精神療法はこの変化にとってきわめて重要である。このパラダイムはすべての年齢層の大うつ病性障害患者に有効であり、他のいくつかの精神科的障害にも適用できるということが研究データから示されている。それが、うつ病に対するIPTおよびその修正版である。

ＩＰＴの目標

　ＩＰＴの目標は、以下の二つである。

1. うつ病の症状を減じること（つまり、睡眠、食欲、気力、生活の全体的な状態を改善すること）
2. 症状の発症と関連している人や状況に患者が対処できるよう助けること

　実際に、患者はどちらの目標も達成することが多い。患者が重要な対人関係上の危機（例えば、"役割の変化"）を解決できれば、生活が改善するだけでなく、うつ病の症状も軽減するはずである。

　ＩＰＴ治療者は、以下のことに焦点を当てる。

- 現在の問題
- 現在の患者の生活において重要な人たち
- 現時点での生活を評価すること
- 患者の感情（ポジティブな気持ちもネガティブな気持ちも）
- 現在の問題に対する感情的反応を認識し、問題に対処するためにその感情的反応を利用し、新しい友情や人間関係を育てることによって、現在の問題を乗り越えること

　ＩＰＴ治療者は、以下のことはしない。

- 夢を解釈する
- 治療を無期限に続ける
- 幼少期を詳しく調べる
- 自由連想を励ます
- 治療や治療者に依存させる
- 認知に焦点を当てる

患者は、悩んでおり、病気にかかっていて、現在対応可能な症状を持っている人とみなされる。

　ＩＰＴ治療者が知りたいのは、次のようなことである。

- いつ症状が始まったか
- 症状が始まったときに患者の生活で起こっていたことは何か
- 現在のストレス
- それら現在のストレスに関わりのある人たち
- 不和や不一致
- 患者がそれらの問題に対処する方法
- 患者が持っている力
- 患者の対人関係上の困難
- 罪悪感・恥・憤りを引き起こす状況について患者が話すことができるかどうか

　ＩＰＴ治療者は、以下のようなことをする。

- 患者が選択肢を探るのを助ける（治療者は問題に対処するためのアドバイスや提案をすることもあるが、その最もよい方法は、質問をすることによって患者自身に自らの選択肢を語らせることであることが多い）
- 心理教育をし、うつ病についての誤った知識を修正する
- 治療外でのリソースを育てるのを助ける

　ＩＰＴ治療者は、患者がなぜ今のような人になったのかには焦点を当てない——目標は、問題から脱出することであり、以下のものにルーツを見つけることではない。

- 幼少期
- 性格
- 力動的防衛

- 罪悪感、恥、憤りの起源（これらはうつ病の症状として理解される）
- ファンタジーや行動の起源に対する洞察

うつ病がどのように始まったかを理解する

うつ病エピソードがどのように始まったかということと、うつ病が起こった現在の状況を理解するために、患者に以下の質問に答えてもらうのもよいだろう。

1. 現在のあなたの問題は何ですか？
2. 現在あなたにとって重要な人は誰ですか？
   - あなたをサポートしてくれる可能性のある人は誰ですか？　疎遠になったような感じがする人は誰ですか？
3. 落ち込んで、悲しく、憂うつに感じ始めたのはいつですか？
4. 落ち込んだ感じがし始めたときにあなたの生活では何が起こっていましたか？
   - 気分を乱すようなことが起こりましたか？
   - あなたと親しい人が亡くなりましたか？
5. 今現在、誰か他の人と不和や不一致がありますか？
   - そのような不和にどのように対応していますか？
6. 現在失望していることは何ですか？
   - それにどのように対応していますか？
7. どんな状況で罪悪感や恥や怒りを感じますか？
8. あなたのストレスは何ですか？
9. 自分が得意だと思っていること（あるいは、うつになる前には得意だったこと）は何ですか？

うつ病についての事実

これらの事実は多くのメンタルヘルス専門家によく知られているが、全員にではない。うつ病にはさまざまなタイプがある。大うつ病性障害、気分変

調性障害（第16章）、そして双極性障害（第17章）である。

- 大うつ病性障害は最もよく見られる精神科的障害の一つで、どの時点でも成人の３～４％の人がかかっている。
- うつ病は男性よりも女性に多い。（これを聞くと女性患者は安心するだろうが、男性にはわざわざ強調しようと思わなくてよい。これを聞くことによって力が衰えたように感じる人もいるからである。）
- うつ病は、その他の点では機会均等の障害である。国、教育レベル、職業を超えて起こる。裕福な人も貧乏な人も、あらゆる人種と文化の人がかかる。
- うつ病は家族の問題である。家族内で伝わり、家庭生活に深刻な結果をもたらす。
- うつ病が若者に起こる頻度はだんだんと高まっている。
- うつ病には、薬物療法やいくつかの精神療法など、多くの効果的な治療がある。時にはこれらの治療法が組み合わせて行われる。
- うつ病は反復する傾向にある。患者の中には、長期間にわたって治療を受ける必要のある人もいる。１回のエピソードだけでその後症状が戻ってくることがない人もいる。
- どんな治療も、すべての患者やすべてのタイプのうつ病に向くわけではない。十分な時間をかけてもある治療が効かなければ、患者と共に、別の治療を考えるべきである。（実際に、最初に決めた期間でＩＰＴが効かなければ、別の治療に変えるか、増強することを考えるべきである。）

患者には以下のようなことを伝えてみる。

> ちょっとの間、悲しく憂うつに感じたり、落ち込んだりするのは、人間にとって正常なことです。そのようにちょっと起こる気分の変化は、その人の生活で何かがうまくいっていないということを教えてくれるものです。うつ病は違います。うつ病は持続し、健康を損ない、いろいろな症状が出てきます。

うつ病にはさまざまなタイプがある。大うつ病性障害、小うつ病性障害、気分変調性障害、双極性障害の中で正確な診断をすることが何よりも患者の役に立つ。

大うつ病性障害

　大うつ病性障害は、うつ病の中で最も多く見られるものだが、悲しく不快な気分と、その人の通常の活動や娯楽のすべて、あるいはほとんどすべてに対する興味と喜びの喪失が見られる。この気分は少なくとも数週間続き、ほとんど毎日起こる他の症状と関連している。その症状とは、食欲の障害（食欲の喪失か増加）、体重変化、睡眠障害（入眠困難、夜間に覚醒して再び眠ることができない、早朝に覚醒してひどい気分になる）、そして、食物、セックス、仕事、家族、友人などに対する興味と喜びの喪失などである。焦燥、倦怠感、気力の低下、無価値感や罪悪感、集中することや考えることの困難、死についての考え、人生は生きる価値がないという気持ち、自殺企図、あるいは自殺すら、うつ病に見られる症状である。『精神疾患の診断・統計マニュアル第4版（DSM-IV）』によれば、九つの症状のうち少なくとも五つの症状が数週間続き、その結果として家事や仕事など日常生活をする能力が損なわれ、甲状腺機能低下症などの他の身体的な原因が除外された患者は、大うつ病性障害の診断基準を満たす。次章の表2.1と付録のハミルトン抑うつ評価尺度を参照のこと。

大うつ病性障害のサブタイプ

　異なる大うつ病性障害の形が存在するということは長く知られてきている。通常は特定の症状群によって定義づけられており、多くのサブタイプが提案されてきた。研究からは、治療的に最も重要な意味のあるものは妄想性うつ病であるということが示されている。

　妄想性、あるいは精神病性のうつ病は、通常のうつ病の症状とともに、罪悪感、自責、自分が無能だという気持ち、あるいは自分が罰を受けて当たり前だという信念などのうつ病のテーマと一致する思考の歪みもある。妄想性

うつ病の人は、自分が悪いから、あるいは自分にはうつ病がふさわしいからうつ病になったと感じることもある。妄想性うつ病はあまり多くない。妄想性うつ病には、投薬か電気けいれん療法が必要であり、ＩＰＴも、精神療法単独では通常治療することができない。

軽度のうつ病

多くの人が軽度の、あるいは、大うつ病性障害の診断基準に達しない抑うつ症状を持っている（例えば、大うつ病性障害の診断基準に達しない睡眠障害や興味の喪失）。これらの状態はさまざまな名前で呼ばれている。小うつ病性障害、特定不能のうつ病、混合性不安－抑うつ障害、抑うつ気分を伴う適応障害、などである。これらの軽度の症状を持つ患者は治療を求めないこともあるし、かかりつけ医やプライマリケアの医師が診ていることも多い（第15章）。これらの症状が続くときには無視すべきではない。生活の質や生産性を損なうからである。さらに、小うつ病性障害の症状は大うつ病性障害になるリスクを高める。

気分変調性障害

気分変調性障害の中心的な特徴は、気分の慢性的な障害（すなわち、悲しく憂うつな気持ち、活動への興味の喪失、気力低下）であるが、大うつ病性障害の診断基準を満たすほどは重症でない。症状は軽度から中等度で持続している。気分変調性障害と診断されるためには最低２年間の持続が必要であるが、何十年も続いていることが多い。そのような人は慢性のうつ病を自分の「憂うつな」性格だと誤解し、治療を受けようとしないこともある。問題は、変えることのできない自分のパーソナリティ特性にあるのだと思うのである。しかし、慢性に続く気分変調性障害は、エピソードとして起こる大うつ病性障害よりも人生を損なうことがある。そしてそれは治療が可能な病気なのである。ＩＰＴは気分変調性障害に向けて修正され、検証されているところである（Markowitz, 1998; Markowitz, Kocsis, Bleiberg, Christos, & Sacks, 2005）。

双極性障害

　双極性障害では、うつに加えて躁状態が存在している。躁とは、高揚した（ハイで、多幸的に感じる）、開放的、または易怒的な、持続的な気分である。この気分に伴うのは、過剰な活動、競い合う考え、力を持っているという感覚、過剰に高い自尊心、睡眠の必要性の減少、注意散漫、浪費や性的活動など苦しい結果になる可能性が高い活動への衝動的な関わりなどである。双極性障害には精神病性症状が伴うこともある。

　ＩＰＴは双極性障害を持つ患者に対して薬物療法への付加治療として修正され、有効であることが示されてきた（第17章参照）。双極性障害の患者には投薬が必要である。

第2章　IPTを始める

　本章ではIPTをどのように始めるかについての技術的な側面を説明する。うつ病をどのように評価し、最初のセッションの課題をどのように完了するか、というようなことである。うつ病の評価に熟練している治療者は、このセクションを飛ばしてもかまわない。まずは最初のセッションでカバーすべき七つの課題について説明し、それらをどのように実行するかを説明する。行う順番は患者の状態によって少々異なるかもしれないが、初期の終わりまでには、治療者はすべての課題がカバーされたことを確認すべきである。

最初の数回の受診の課題

　最初の3回（あるいは、可能であれば3回以下）の受診では、IPTの治療者は病歴をとり、患者の症状と現在の対人関係状況についての情報を集める。これによって治療者は診断をすることができ、治療における対人関係の焦点を選ぶことができる。患者が最近身体の検査をしていなければ、そして特に患者が50歳以上であれば、症状を説明する身体疾患（例えば、甲状腺機能低下症）を除外するために身体的検査を勧める。

　最初の数回の受診の間、治療者は以下のことを行う。

1. 抑うつ症状をよく調べ、診断をする。
2. うつ病について、そしてさまざまな治療の選択肢について説明する。
3. 投薬の必要性を評価する。
4. うつ病が起こった状況を判断するために、患者の現在の対人関係をよく調べる（「対人関係質問項目」）。

5．患者の病気を対人関係の焦点に結びつけてフォーミュレーションを示す。
6．フォーミュレーションに基づき治療契約をし、治療で期待すべきことを説明する。
7．患者に「病者の役割」を与える。

症状を調べ診断する

プリント2.1（p.44〜46）の質問は、患者が大うつ病性障害であるかどうかを判断する助けになるだろう。これらの質問は、構造化されていない面接でのガイドとして用いることができる。書かれている通りに尋ねてもよいし、多くの自記式スクリーニング尺度の一つを用いて患者に記入させてもよい。

多くの尺度が抑うつ症状を評価するために作られてきた（ＡＰＡ精神科評価尺度ハンドブック, 2000）。それらの中でもハミルトン抑うつ評価尺度（Ham-D; Hamilton, 1960　巻末付録A参照）は、おそらく最も長い間、最も広く、研究の中で用いられてきている。ＩＰＴのほとんどの研究もそうである。臨床家が治療においてうつ病の経過を追うために使える評価尺度の実用的な例として、Ham-Dの一つのバージョンを本書で紹介する。Ham-Dでうつ病の診断ができるわけではないが、うつ病患者が経験している苦しみの程度を判断するのに役立つガイドである。

ハミルトンでは、患者が前の週に経験した症状を評価する。一般に、Ham-Dの合計スコアは以下のように考えられる。

8以下：正常と考えられ、うつ病ではない。
9〜12：軽度のうつを示し、通常は大うつ病性障害の域には届いていない。
13〜19：中等度のうつに相当する。
20以上：中等度から重度のうつを示す。
30以上：明らかに重度のうつである。

抗うつ薬はどんな抑うつ症状にも役立つことが多いが、20台後半や30台のスコアの患者は、最適な結果を保証するために、治療の一部として投薬が

必要であろう。これはＩＰＴがそのように高いスコアの患者の役に立たないということではなく、併用治療のほうが単独治療よりも望ましいだろうということである。

どのような尺度を用いようと、ＩＰＴの間中、それをうつ病患者に繰り返し行うよう計画すること。これは治療者と患者にとって治療の進歩を評価する役に立つし、抑うつ症状についての有用な心理教育になる。単に症状を評価尺度で見るだけでも、それらは症状であって個人の欠点ではないと患者を説得する助けになるだろう。評価尺度をどの程度の頻度で繰り返すかということは、それを定期的に行うということに比べれば重要ではない。例えば、患者が寛解するまで（Ham-Dが8未満になるまで）3〜4週ごとに行う。

> 不安、アルコール、薬物

プリント2.2（p.47）と表2.1の質問は、患者が不安やアルコール、薬物の問題を持っているかどうかを判断する助けとなる。

表2.1　DSM-IVによる「大うつ病性障害」の診断基準

アメリカ精神医学会の診断基準（DSM-IV）「大うつ病性障害」
A．以下の症状のうち少なくとも5つが同じ2週間の間にほとんど毎日存在する；これらの症状のうち少なくとも1つは、（1）抑うつ気分、あるいは（2）興味または喜びの喪失である。 　1．抑うつ気分 　2．ほとんど1日中、すべて、またはほとんどすべての活動における興味、喜びの減退。 　3．食事療法をしていないのに、著しい体重減少、あるいは体重増加、または、食欲の減退または増加 　4．不眠または睡眠過多 　5．精神運動性の焦燥または制止 　6．易疲労性、または気力の減退 　7．無価値感、または罪責感 　8．思考力や集中力の減退、または、決断困難 　9．死あるいは自殺についての反復思考、自殺企図、または自殺するためのはっきりとした計画 B．症状は躁病エピソードに関連していない。 C．症状は、著しい苦痛や、社会生活、仕事、その他の機能の障害を引き起こしている。 D．症状は、薬物や一般身体疾患の直接的な作用によるものではない。 E．症状は過去2ヵ月以内の愛する者の死によっては説明されない。死別後2ヵ月以上持続し、著しい障害によって特徴づけられる症状は、うつ病と考えられる。

診断およびさまざまな治療を説明する

患者が大うつ病性障害であると確認できたら、患者に、うつ病とは何かを説明し、予後について楽観的でいることが重要である。次のようなことを言ってもよい。

> うつ病は治療可能な病気で、あなたがよくなる可能性はとても高いです。あなたは絶望を感じるとおっしゃいましたが、その絶望感はうつ病の症状であり、本当の予後ではないのです。

予後への希望に満ちているということは、患者の現在の苦しみを軽く見てよいということを意味するのではない。併存する診断があれば患者にそれを説明し、それがどのように治療に影響を与えるかを説明することも重要である。

最初に、患者が報告した症状のどれがうつ病の診断の一部であるか(例えば、睡眠、罪悪感)をまず説明するとよいだろう。それからうつ病について次のように全般的な教育をする。

> うつ病はよく見られる障害です。どの時点で見ても、成人の3〜4%がうつ病にかかっています。うつ病は絶望的な病気だと感じられるかもしれません。今は苦しいですが、うつ病には治療が効きます。治療によってあなたが回復する見通しはとてもよいのです。有効な治療法はたくさんあります——いろいろな種類のたくさんの薬とさまざまな精神療法があります——ですから、最初の治療でうまくいかなくても悲観する必要はありません。
>
> うつ病のほとんどの人が治療を受けるとすぐに回復しますし、治療を受けなくても治る人もいます。でも、治療を受けない場合には治るまでの時間が長くかかるでしょう。予後はよいですが、患者さんの中には、再発を防ぐために、少し長い間維持治療を受ける必要のある人もいます。治療を受ければ、症状がなくなったときにはまた普通に生活できるようになるはずです。

（実は、気分変調性障害の患者の場合、治療を受けると、自分が「普通」と考えていたよりもよい機能に改善することがある。）

> うつ病である間は、人と関わる気になれなかったり、普段やっていることをやる気にならなかったりするでしょう。それをご家族に説明する必要があるかもしれません。しかし、あなたはこれから積極的に治療に関わり、回復に向けて一生懸命に取り組んでいくのです。回復するにつれて、ふだんの活動をまた始めるようになり、ふだんの状態に戻るということが期待されます。元の状態よりもよくなるかもしれませんが。実際に、前よりもよくなるという希望が持てる根拠はかなりあるのです。あなたは今は落ち込んで無力で絶望的に感じているのですから、それを信じるのは難しいでしょうけれども。

この根底にあるメッセージは、うつ病は患者が完全にコントロールできる障害ではないが、深刻な後遺症を残さずに回復できる可能性が高いものだということである。治療は回復を早める。うつ病は失敗ではなく、過去の過ちに対する罰でもなく、患者が故意にやっていることでもない。患者が望んだことではないのだ。実際に、次のことを強調することが重要である。

- うつ病は治療可能な医学的病気である。
- うつ病は患者の落ち度ではない。
- うつ病になりたいと思う人はいない。

しかし、うつ病になるということはある種の脆弱性を示すものであると認識することが役に立つ患者もいる。糖尿病や高血圧が別の種類の脆弱性を示すのと同じように。

投薬の必要性を評価する

うつ病の治療において、薬物療法単独、精神療法単独、それらの併用を多くの文献が支持しているが、個人の患者において、どのようなときに、ある

アプローチが別のアプローチよりもすぐれているかを判断する実証的な研究はない。一般に、ある患者に薬を用いることを勧めるかどうかは、症状の重症度、患者の好み、治療への過去の反応、医療上の禁忌による。睡眠障害と食欲の障害、焦燥、制止、人生への興味の喪失、筋の通った考えをすることの困難といった症状が重度であり、医学的な禁忌がなく、抑うつ症状の負担が重いときには、単独であれ、精神療法との併用であれ、薬がおそらく勧められるだろう。薬は精神療法よりも早く効果が出る傾向にあるため、うつ病患者の自殺のリスクが高いときには特に薬物療法──精神療法に加えて──が適応となる。実際に、自殺のリスクが高い場合は精神療法と薬物療法の併用が必要となるだろう。妊娠と授乳は、投薬の比較的禁忌であろう。治療者が医師でない場合は、うつ病患者の投薬の必要性について精神科医への相談を考えることである。

　うつ病を引き起こした生活上のストレスが存在しても、単独であれ精神療法との併用であれ、薬の使用が否定されるものではない。

　患者がすでに薬を飲んでいるが抑うつ症状が続いているときには、ＩＰＴを増強戦略として追加することができる。ＩＰＴと薬物療法はどちらもうつ病に対して生物学的特徴と環境的特徴を持つ病気としての医学モデルを採用しているので、ＩＰＴは薬物療法と矛盾なく併用することができる。

うつ病との関連で患者の現在の問題を調べる（対人関係質問項目）

　患者がうつ病であると判断したら、患者の現在の社会生活・家庭生活で、症状の発症に関連している可能性のあることは何かを探るべきである。ＩＰＴの当面のセッションの準備として、患者と共に取り組むべき焦点となる対人関係問題領域を一つ（あるいはせいぜい二つ）選ぶ。選択肢を繰り返すと、**悲哀、役割をめぐる不和、役割の変化、対人関係の欠如**である。問題領域をなぜ選ぶかと言うと、そうすれば、治療者と患者がうつ病とそれを取り巻く出来事に治療を焦点づけやすくなるからである。そうしないと、出てくる話題について構造化されていない話し合いをするだけになってしまう。

　患者の対人関係の全体像を得るために、患者の生活の中での鍵となる人（キーパーソン）たちをよく調べる。それらの関係の質を探っていこう。

- 患者は人とどのくらい距離を縮められるか？　親しい気持ちを打ち明けたり、ニーズや不一致を表現したりできるか？
- 患者は誰に助けを求められるか（現在引きこもってソーシャルサポートを使っていなくても）？
- 患者が重要な他人と関わるやり方の中に、どのような有益なパターン、あるいは非適応的なパターンが見られるか？

この情報を得るためにはさまざまな方法があるが、ポイントは、時間的・感情的に抑うつ症状の発症と維持に関連している可能性のある現在の中心的問題を判断することである。

振り返りから始めるのは有用である。以下の質問のいくつかが役に立つだろう。

> 調子が悪くなり始めた頃、あなたの生活で何が起こっていたのでしょうか？　仕事や、家庭で、また家族や友人との間で？　何かが変わったのでしょうか？　落ち込み始めたとき、生活で何が起こっていましたか？　誰かとの関係に失望していましたか？　結婚生活に問題が起こり始めていましたか？　あなたとお子さん、あるいは親御さんの間に不和がありましたか？　お子さんが家を出ましたか？　あなたは新しい仕事を始めましたか？　誰かと同居を始めましたか？　転居しましたか？　誰かの命日だったのでしょうか？　新しい人に会って関係を作らなければならないような状況にいましたか？

うつ病に関連することの多い生活状況がいくつかある。治療者は、今回のうつ病エピソードの発症のきっかけとなった可能性のあることを理解しようと試み、患者にもそれを理解しようと試みてもらうようにする。うつ病エピソードのきっかけを何も見つけることができなかったとしても、うつ病エピソードそのものの結果として、おそらく生活状況に問題が起こっているはずだ。対人関係に緊張が起こったり（"役割をめぐる不和"）、人と別れたり仕事をやめるというような生活の変化（"役割の変化"）が発症の後に起こっているかもしれない。ＩＰＴが、原因ではなく患者の生活状況と気分の関連を

扱う以上、これらもIPTの焦点領域になる資格がある。

プリント2.3 (p.48) の質問は、患者のうつ病に関連した社会的・対人関係的状況に気づく役に立つだろう。これらの質問は初期のセッションの中で、書かれた通りに正確に尋ねてもよいし、この本をコピーしてセッションの前か後に患者に自分で記入してもらってもよい。治療者の目的は、患者の対人関係状況（配偶者の浮気、母親の死、別の市への転居）と症状の発症を、患者にも治療者にも意味をなす形で結びつけることである。患者の自記式フォームが問題領域を評価するために開発されている（Weissman, 2005）。

明らかにこれらの問題は互いに排他的なものではないし、患者が中心的問題だと考えていることは実は氷山の一角だということに気づくかもしれない。治療の後のほうになって驚くことがないように、初期のセッションを使い、患者にとって重要で感情的に意味のある領域にきちんと焦点を当てるように努める。よい焦点を選ぶことは、体系立った、焦点化された治療にとっては欠かせない。

IPT治療者が焦点を当てる問題領域は、四つのグループに分類される（表2.2）。

ほとんどのうつ病患者が一つ以上の問題領域を持っている。しかし、治療を体系立てて大うつ病エピソードを治療するという目的のためには、治療期間中一つ（あるいはせいぜい二つ）の問題領域に焦点を当てるべきである。

表2.2　IPTの問題領域

問題領域	生活状況
悲哀	重要な他者や親しい親戚の死のあとの複雑化した死別
役割をめぐる不和	争い、配偶者・恋人・子ども・他の家族・友人・同僚との不一致
役割の変化	生活の変化：卒業、新しい仕事、実家を出る、離婚、進学のために遠くに行く、引っ越し、新しい住まい、引退、身体の病気、移住
対人関係の欠如	重大なライフイベントがない：上記のどれでもない。愛着の不足、寂しさ、社会的孤独、退屈

多くの焦点を選ぶことは、治療の効果を薄めてしまい、結局のところ本当の焦点は何もないということになるリスクがある。特に、期間限定治療の経験がない臨床家にとっては、一つだけの焦点を選ぶことは必ずしも容易ではないだろう。しかし、私たちの経験では、いくらかの実践をすれば、ほとんどの臨床家は中心となる焦点を正しく選べるようになる。研究からは、ＩＰＴの治療者は中心となる領域を選ぶ上で意見が一致しているということが示されている（Markowitz, et al., 2000）。

愛する人の死に対する複雑化した悲哀に取り組む際には、患者が他の家族との"役割をめぐる不和"に対処するのを助けることもあるかもしれないが、それでも全体の治療を悲哀に焦点づける。患者に対人関係問題の長々としたリストを与えないで、悲しみを全体にわたる話題にし、ものごとをシンプルにしておくことが望ましい。時には患者の問題は治療経過の中で変わることがあるだろう（特に、もちろん、維持治療期には）。例えば、「子どもたちが大きな問題なんです」と言いながらやってきた人が、後になって治療者をよく知るようになると、夫の浮気という、もっと切迫した悩みを持ち出すかもしれない。（繰り返すが、これを初めに見つけようとするのが最もよい。）ポイントは、最も直近の、最も悩ましいストレスを見つけることである。

この時期の患者の中には、睡眠や食欲の問題といった、うつ病の身体症状のことばかり考えている人もいるだろう。それが最も苦しく感じられるからである。生活状況とこれらの症状には何の関係もないと信じてすらいるかもしれないし、まだ見つかっていない身体疾患を持っているのではないかと密かに、あるいはあからさまに、恐れているかもしれない。後者はよく見られることで、単なる恐れであることが多い。そうは言っても、抑うつ症状はさまざまな身体疾患で見られるものである。だから、身体的検査が診断のために必要であることが多いのである。

> 次の数週間で、あなたの気分を悪くしている症状に関係があるかもしれない対人関係状況の理解に努めてみましょう。それらの問題を解決すると、あなたの気持ちもよくなる可能性が高いですよ。

フォーミュレーションを示す

最初の数セッションで、治療者はうつ病という診断を確立し、患者の対人関係問題を判断する必要がある。それから、うつ病という診断と、それがどういう対人関係状況の中で起こったかということを、治療フォーミュレーションという形で結びつける。これが、ＩＰＴの治療焦点を提案することになる。

フォーミュレーションはこんなふうになるだろう。

> あなたはこの２回のセッションで、役に立つ情報をたくさん話してくださいました。あなたの状況を私がちゃんと理解しているかどうかを確認するために、フィードバックをしてよいですか？　……私たちはすでに、あなたが大うつ病エピソードにかかっているということを確認しました。それは、あなたのハミルトン抑うつ評価尺度の25という点数に反映されています。(今まで話し合ってきたように、うつ病は治療可能な病気で、あなたの落ち度ではありません。)お話しいただいたことからは、あなたのうつ病はあなたの生活で最近起こっていることに関連があるように思えます。つまり、
>
> - あなたのお母さんの死です。なかなか慣れることのできない、大変なショックです。私たちはこれを"悲哀"、あるいは"複雑化した死別"と呼びます。[あるいは]
> - 引っ越すか・もう一人子どもを作るか・仕事をやめるかについてのご主人とのいざこざです。私たちはこれを"役割をめぐる不和"と呼びます。[あるいは]
> - あなたの生活は、引っ越してから・仕事を変えてから・結婚してから・離婚してから・白血病と診断されてから、混乱してしまいました。私たちはこれを"役割の変化"と呼びます［あるいは]
> - あなたに友達がいないこと、寂しいこと、あるいは退屈なことです。[患者に「対人関係の欠如がある」という言い方をすることは、侮辱しているように聞こえる可能性がある。]
>
> この種の対人関係状況は、うつ病と関連していることが示されてきています。うつ病の原因はわかっていませんし、おそらく多数の原因

> があります。でも、あなたがお話しになったような生活上の問題に関連していることが多いのです。
> 　私が提案したいことは、これからのＸ週間、［複雑化した死別・役割をめぐる不和・役割の変化・社会的な孤立］をあなたが解決できるようにしていくことに焦点を当てるということです。その問題を解決することができれば、あなたの生活状況が改善するだけでなく、抑うつ症状もまた改善するでしょう。今まで繰り返されてきた研究によって、これが本当であることが示されています。この治療プランがピンときますか？

　このフォーミュレーションは重要な連結である。初期と残りの治療を結ぶ橋であり、それによって残りの治療焦点が決まる。焦点を選ぶためにはある程度の臨床的な洞察力が必要である。繰り返すが、目標は、患者のヒストリーに基づいて、もっとも、シンプルな焦点を選ぶこと、患者にとって理解可能で、自分自身が治療者に理解されたと感じられるような、体系立った話をすることである（Markowitz and Swartz, 1997, 2006）。

治療契約を結び、期待すべきことを説明する

　フォーミュレーションの最後は治療契約であるということに注目していただきたい。治療者は患者に、このフォーミュレーションに同意し、これからのＸ週間をかけてそれに取り組むつもりがあるかどうかを尋ねる。私たちが推奨するセッションの数（12〜16回の毎週のセッション）の中で、現実的なことや経済的なことを考慮して正確な数を決める。数は前もって決めるべきである（例えば、12週間）――何週間〜何週間という範囲ではなく。その目的は、治療の勢いを維持するために**連続した**毎週のセッションを行うことにあるべきである。

　フォーミュレーションの提示は、したがって、治療契約の構成要素となる。この機会を使って、症状と生活上の問題の間に多く見られる関係を再び説明してもよい。この焦点に患者が合意することが、この契約を固めることになる。この重要なポイントにおいては、明らかな合意を得る必要がある。そう

すれば、その後、患者が焦点からそれたときには、この合意されたテーマに治療を戻すことができる。この焦点は、一緒に努力して決めたものとしてみなされるべきである。患者は通常は示された焦点を受け入れるものだが、もしも患者が同意しなければ、治療者は患者が代わりに対人関係の焦点として何を考えているのかを探り、それを追求することに合意してもよい。

病者の役割

ＩＰＴの初期の第２期は、患者に「病者の役割」を与えて、うつ病と、うつ病によってできなくなっていることについて自分を責めないですむようにさせることである。次のように、他の身体疾患に譬えると役に立つことが多い。

> あなたが虫垂炎やインフルエンザになったら、本調子が出なくても自分を責めないでしょう。うつ病も同じなのです。
> うつ病の症状があると、いつもと同じようにはうまく他人と接することができなくなるでしょう。あなたが他の人に何を求めていて、どうしてもらうことが必要なのかを一緒に発見していき、他にはどんな選択肢があるか、どうすればそれが手に入るかを一緒に学んでいきましょう。どんな選択肢が非現実的で不可能かも話し合っていきましょう。これは状況への対処法を実験するよい機会です。あとで、何がうまくいったか、何がうまくいかなかったかを話し合うことができます。一方、あなたがあまりにも落ち込んでいたり、疲れていたり、絶望していたりで、何かができないのであれば、それはお気の毒だと思いますが（あなたがそういう状況にどう対処しているか、見ていきましょうね）、自分を責めないでください。病気になっているのはあなたのせいではないのですから。治療を受ければ、それらのことすべてができる能力を回復されると思います。あなたは病気と闘っているのですが、それは治る病気なのです。

治療者が問題をどのように見ているかという最初の理解を患者に伝え、治療焦点に合意したあと、次の点を強調すること。

- 私たちはあなたの現在の生活に焦点を当てます。
- あなたの生活において重要な人たちとの関係に治療の焦点を当てます。
- それらの人間関係とあなたの気持ちを話し合います。セッションの方向性が役に立たないとか、私があなたを嫌がらせるようなことをしていると感じたときには、それを私に教えてください。私は気分を害しませんし、あなたの気持ちは重要なのです。

　治療の予定期間と頻度を話し合う。通常は、週1回約50分間で3〜4ヵ月である。明確な期限を設定し、それを守ること。そうすれば、治療者と患者が進歩を評価する期限ができることになる。エピソードからは回復したが再発を防ぐために維持治療が必要なうつ病患者は、その後、頻度を落とし、より長期に治療を続ける契約をしてもよい。
　ここに、患者に伝えるべき追加事項を記しておこう。

- あなたが話すことは何でも秘密が守られます。唯一の例外は法律的なことです（児童虐待や、誰かを殺したいと思っているなど）。それ以外は、私はあなたの許可なしには、誰にもあなたの治療について話しません。
- 治療の中で私たちが話し合うことは、気持ちや、うつ病に関連している可能性のある状況です。私が興味を持っているのは、セッションとセッションの間にあなたに何が起こったかということだけでなく、それらの出来事についてのあなたの気持ちです。自分自身にとって何が問題なのかを誰よりもよくわかるのはあなたなのですから、ご自分にとって最も重要な話題を選んでください。

中期のセッションに入るときの一般的なやり方

　診断をし、問題領域を決定し、治療契約を確立したあとに、問題領域へのIPTの取り組みが始まる。前述したように、問題は、"悲哀"、"役割をめぐる不和"、"役割の変化"、（これら三つのいずれでもない場合は）"対人関

係の欠如"、という四つの問題領域のどれかに当てはまる。

　第1回のセッションのあとは、患者の前週を振り返るところから各セッションを始めるのが有用である。典型的な質問は「前回お会いしてからいかがですか？」である。

　患者が気分の話（「ひどい気分でした」など）から始めるのであれば、どういう対人関係状況で起こったのかを尋ねること。「それはお気の毒です。そういう気持ちにつながった可能性のあることが、何か先週起こりましたか？」

　そして反対に、患者が最初の質問に対して出来事を答えるのであれば、それを気分に結びつける。「それは大変でしたね。それでどんな気分になりましたか？」

　そうすれば、二つの質問で、患者が何かを感じた最近の出来事を明らかにすることができるはずである。次のステップは、その出来事と、それについての患者の気持ちを探ることである。何が起こったのか？　起こったことについて患者はどのように感じたのか？　患者は何が起こってほしかったのか、何が起こると思っていたのか？　そのやりとりの詳細はどうだったのだろうか？

　例えば、患者が配偶者や家族、同僚との不一致を報告したら、出来事を詳細に吟味したいと思うだろう。

- あなたはそのとき何を言ったのですか？
- ［相手］は何と答えたのですか？
- そして、あなたはどう感じたのですか？

　対人関係状況における患者の気持ちと行動の両方を聞き出してそのような出来事を再構築することによって、患者の生活がどのように進んでおり、患者が重要なやりとりでどのように対処しているのかを治療者はよりよく理解することができる。患者がそのような出来事にうまく対処して少し気分がよくなっていれば、対人関係がうまく機能することと気分の改善の間の関連に注目することが重要である。さらに、治療者は適応的な機能を強化する。「すばらしいですね！　あなたの気分が少しよくなったのも不思議はないですね」

ものごとがうまくいかなかった場合は（治療の初めで、患者のうつが最もひどいときにはそうであることが多いが）、同様だが逆向きのアプローチが用いられる。患者にとって、悪い出来事と、気分と抑うつ症状の悪化との関係を理解することは役に立つ。さらに、対人関係状況において何がうまくいかなかったか、次に同様の状況が起こったときにはどのように対処することができるかを検討するチャンスである。

> 　そうですか、それは辛そうですね。お気の毒だと思います。でも、どこで事態がうまくいかなくなったのかを見てみましょう……その戦略はうまくいっていないようですね。他にはどんな選択肢があるでしょうか？（よくあることですが）また同じ状況が起こったら、どうすることができるでしょうか？

　患者の気持ちと行動に乖離があるときには、よく見てみる必要がある。患者が怒っているのに何も言わなかったとしたら、その怒りの気持ちは理解可能で妥当なものだったかを検討する。そしてその沈黙の結果、やりとりが不満足なものになった可能性を考える。患者の気持ちを正当なものだと言うのは重要である。患者は、怒りや悲しみというネガティブな感情は悪い、あるいは恥ずかしいものだと思うので、特に正当化が重要である。
　これらの感情を正常なものだとしたあと、そのような状況に対処するために患者にはどのような選択肢があるかを考える。うつ病患者は状況に対処する方法が何もないと言うことが多いだろう。絶望を感じ、「すべてを試した」と言うか、「何をやってもうまくいかない」と言うだろう。これが本当であることはめったにない。患者のそれまでの努力は、気持ちが半分しか入っていなかったかもしれないし、実行可能な選択肢を見落としていたかもしれない。それは、おそらく患者が落胆していたり、腹を立てる自分がおかしいと思っていたりしたからだろう。治療者が優しく質問して励ましてあげることによって、患者が実行可能な選択肢を見つけられることが多い。治療者自身が提案するのではなく（そうすると、治療者は有能で自分には力がないと患者が感じる）、患者が自分でアイディアを見つけるようにするのが最もよい。そうすると患者は自分には力があると感じ、進歩のために自分が役立ったと

思うことができる。
　選択肢を探り、新しい、実現の可能性のある戦略を見つけたあとは、それを患者とロールプレイすることができる。

> ［その人］に何と言いたいですか？
> ［あなたの今の言い方］はあなたにはどう聞こえますか？　あなたが伝えたかったことを言いましたか？　声の調子についてはどう思いましたか？

　患者がそのやり方に対してより心地よく感じるようになるまで、ロールプレイを繰り返すことができる。セッションは通常、そのセッションで扱われたこと、それが患者のうつ病にどのような関係があるかということをまとめて終わる。
　このゆるく構造化されたやり方がＩＰＴの介入の本質である。治療者は一貫して気分と対人関係のやりとりに焦点を当て、患者がその関連を理解するように助け、適応的な対人関係機能を強化し、古い戦略がうまくいっていなかったところに患者が新しい選択肢を探り、それに心地よさを感じられるように助ける。治療においてはこれが強調されるので、ＩＰＴによって患者がよりよい心理社会機能を発展させるという研究結果が示されていることは、ほとんど驚くにはあたらない。

治療への家族の関わり方

　ＩＰＴは通常は個人精神療法として行われるものだが、治療者と患者が役に立つと思えば、1回か2回のセッションに家族を同席させるよう頼んでもよい。患者が思春期や子どもの場合（第13章）は、親は常に初期のセッションに参加するように求められる。家族、夫婦、親子の不和が行き詰まりになった状況のときにも、家族に関わってもらうようにする（同席治療については第23章参照）。

プリント2.1 症状チェックリスト

A 抑うつ症状

①この2週間、どんな気分でしたか？
②ふさぎこんでいましたか？ 落ち込んでいましたか？ 悲しかったですか？
③涙もろかったですか？ よく泣きましたか？
④そういう気持ちはほとんど一日中続いていましたか？
⑤そういう気持ちは、いつ頃から続いてきたのでしょうか？

●興味や喜びの減退

①以前は楽しんでいた活動のほとんどに興味や喜びを感じられなくなりましたか？
②興味や喜びが感じられないのはほとんど一日中ですか？ ほとんど毎日ですか？

●体重減少あるいは増加

①食欲がなかったですか？
②体重が減りましたか？ どのくらい減りましたか？ （どのくらいの期間でそれだけ減りましたか？）
③ダイエットをしていますか？
④体重が増えましたか？ どのくらい増えましたか？ （どのくらいの期間でそれだけ増えましたか？）
⑤食欲が増したり減ったりしましたか？ ほとんど毎日そうですか？

●不眠あるいは過眠

この2週間、ほとんど毎日
①よく眠れませんでしたか？
②寝つきが悪かったですか？
③睡眠薬を飲まなければなりませんでしたか？
④ずっと目が覚めていて、布団から出なければと思っていましたか？
⑤朝早く目が覚めましたか？
⑥眠りすぎていましたか？

● **精神運動性焦燥あるいは制止**

この2週間、
①とても落ち着きませんでしたか？
②動き続けていなければなりませんでしたか？
③動きが遅くなったり、無気力に感じたりしましたか？
④動きが遅くなったために問題が起こりましたか？　他の人はそれに気づきましたか？

● **易疲労性あるいは気力の低下**

①毎日疲れていますか？
②いつもの気力がなくなりましたか？
③横になっている時間が長いですか？
④すぐに疲れてしまいますか？

● **無価値感あるいは罪悪感**

①自分は悪い、価値のない人間だと感じますか？
②自分がやったことについて自分を責めてきましたか？
③自分が嫌いで、自分は悪い人間だと思ってきましたか？
④自分は友達や家族をがっかりさせてきたような気がしますか？
⑤罪悪感がありますか？
⑥自分がこういう気持ちになるのは自分が悪いからだと感じてきましたか？

● **思考力、集中力、決断力の減退**

①考えたり集中したりすることが難しいですか？
②ものを決めるのが難しいですか？

● **死や自殺企図についての反復思考**

①死について考えることが多いですか？
②人生は生きる価値がないと感じたことがありますか？
③死んだほうがよいと思ったことがありますか？

④命を絶つことについて考えたことがありますか？
⑤実行する計画がありますか？
⑥実際に死のうとしたことがありますか？（イエスであれば）いつ、どのようにしましたか？
⑦それは実際にどのくらい危険なものでしたか？

B 躁症状

①とても気分が高揚して、躁状態になった時期が今までにありましたか？
②あまり睡眠をとらなくても大丈夫でしたか？
③いつもよりもおしゃべりでしたか？
④お金を使いすぎたことがありますか？　あるいは、他のことでも、とても自信があったので衝動的にやったということがありますか？
⑤（イエスであれば）そういうことは、いつ、どのようにだったか教えてください。

C 苦悩と機能不全

①（上記の）うつの症状は、苦しかったですか？
②仕事の妨げになりましたか？
③社会生活や家庭生活の妨げになりましたか？
④（イエスであれば）それがどんなふうだったか教えてください。

D 薬と身体疾患

①あなたの症状の中に、薬によるものがありますか？
②何か身体の病気がありますか？

E 死別

①この１年間に親しい人がどなたか亡くなりましたか？
②（イエスであれば）それは誰ですか？　死を悲しむことができたと思いますか？

プリント2.2　症状チェックリスト

A　不　安

①ここのところ緊張していますか？
②ここのところ心配していますか？
③ここのところ怖い感じがしていますか？
④リラックスするのが難しいですか？
⑤小さなことが心配になりますか？
⑥突然、予期しないときに、パニックや強い恐怖の発作が起こったことがありますか？
⑦家に一人でいたり一人で外出したりすることが怖いですか？
⑧震えて困ったことがありますか？
⑨身体がふらふらして困ったことがありますか？
⑩汗が出て困ったことがありますか？
⑪息苦しさや窒息しそうな感じがしたことがありますか？
⑫胸がどきどきしたり締めつけられる感じがしたことがありますか？

B　アルコールと薬物

①アルコールや薬物を減らすべきだと感じたことがありますか？
②あなたのアルコールや薬物について人から文句を言われたことがありますか？
③神経を落ち着けるために朝から飲酒しなければならなかったことがありますか？
④アルコールや薬物が仕事や社会生活や家庭生活の妨げになったことがありますか？
⑤普通の日にはどのくらい飲みますか？
⑥（薬物に関する上記の質問にイエスと答えた人は）どの薬物を使ってきましたか？
⑦普通の日にはどのくらい使いますか？

プリント2.3　対人関係質問項目

1. あなたの症状が最初に始まったのはいつですか？
   _____年　_____月

   これは、あなたの初めてのうつですか？　はい・いいえ

   初めてでない場合、今までに、合わせて何回うつになったことがありますか？　_____
   初めてのときはいつですか？　_____年　_____月
   一番最近はいつでしたか？　_____年　_____月

2. あなたが今回うつになり始めたときにあなたの生活で起こっていたことを考えてください。
   - 最近あなたの生活で重要な人は誰ですか？　その人たちとの関係について教えてください。
   - あなたが気にかけている人が亡くなりましたか？
   - どなたかの命日でしたか？
   - 亡くなった方のことを考えていましたか？
   - 家で配偶者やパートナーとの間に問題を抱えていましたか？
   - お子さんとの間に問題を抱えていましたか？
   - あなたのご両親との間に問題を抱えていましたか？
   - ごきょうだいとの間に問題を抱えていましたか？
   - ご姻戚（配偶者側の親戚）との間に問題を抱えていましたか？
   - 仕事で問題を抱えていましたか？
   - 友人との間に問題を抱えていましたか？
   - 他の人との間に問題を抱えていましたか？
   - 家族や友達との間でいつもよりも議論が多かったですか？
   - 恋愛関係に失望していましたか？
   - 結婚生活に問題が起こり始めていましたか？
   - 離婚や別れの最中でしたか？
   - お子さんが家を出ましたか？

- 新しい仕事を始めましたか？
- 仕事を失いましたか？
- 昇進しましたか？
- 引退しましたか？
- 転居しましたか？
- 誰かが一緒に暮らすようになりましたか？
- 経済的な問題がありましたか？
- 一人暮らしを始めましたか？
- 家族に深刻な病気の人がいましたか？
- 病気になりましたか？
- 新しい人に会わなければならないような状況になりましたか？
- 寂しかったですか？
- 退屈していましたか？
- あなたの生活に何か大きなチャンスがありましたか？

第3章 悲 哀

> 定 義

　悲哀は、患者の症状の発症が「重要な他者」の死と関連しており、患者がその喪失と折り合いをつけられていない場合に問題領域として選ばれる。「重要な他者」は、配偶者であることもあれば、パートナー、子ども、親、他の親戚、友人、あるいはかわいがっていたペットであることもある。ＩＰＴにおいては、悲哀は"複雑化した死別反応"を意味することに注意していただきたい。他の喪失は、"役割の変化"として定義される。

> 正常な悲哀

　愛する人が亡くなったあとに起こる症状の多くが、うつ病の症状と共通している。正常な死別反応では、人は悲しく感じ、通常の楽しみに興味を失うこともあり、不眠になったり、日々の課題を実行することが難しくなったりする。これらの症状は、愛する人についての思い出から徐々に脱するにつれ、数ヵ月のうちに解決する。家族や親しい友人——つまり、ソーシャルサポート——がいれば、このような時期には非常に力になる。この悲哀の時期は正常なものであり、愛する人の喪失に適応するために役に立つものであり、止めるべきではない。

複雑化した悲哀

　うつ病につながる複雑化した悲哀反応も起こる。これは、悲哀が起こらなかったり、悲哀が遅れて相手が亡くなってからずっとあとになって経験されたりする場合に起こることがある。時には、その症状が実は何年も前の死を反映しているということを認識するのが難しいこともある。悲しみの代わりに、患者が身体症状を訴えたり、亡くなった人と同じ病気になったと信じていたりする場合すらある。

　複雑化した悲哀は、悲哀が重度で、その重度な時期が2ヵ月以上続く場合や、愛する人が亡くなったのに患者が正常な悲哀のプロセスを経験していないようなときに診断される。亡くなった人について話したり死をめぐる状況について話したりすることがない場合は、その徴候である。過剰な罪悪感や自殺念慮などの抑うつ症状は正常の悲哀では通常見られるものではなく、複雑化した悲哀の存在を考えさせるものである。

　プリント3.1（p.58）の質問は、患者が複雑化した悲哀反応をしているのかどうかを判断する助けになる。

　複雑化した悲哀の徴候が見られるのは、度重なる喪失を経験したけれども悲哀の時期を経験していない人、お墓に行くなど死をめぐる状況を避けてきた人、同じ病気にかかることを恐れている人、亡くなった人の環境を保とうとしている人、死別期間に家族や他のソーシャルサポートがなかった人、亡くなってから少なくとも2～3ヵ月がたってもまだ仕事や家庭において機能していない人などである。

悲哀反応の治療目標

　複雑化した悲哀はうつ病の一種であって、治療可能であるし治療すべきものであるということを患者に伝えるのは重要なことである。治療を受けることは亡くなった人に対して無礼なことではない。複雑化した悲哀の治療目標は、以下のものである。

- 喪の促進（カタルシス）

- 失った人やその人との関係に代わる関心や人間関係を（再）構築する。喪のプロセスは患者が喪失について詳しく考えて感じるよう励ますことによって、また、死の前、死の間、死の直後、それ以降の出来事とその結果を話し合うことによって促進される。

プリント3.2（p.59）には、喪失について考えることを励ますためのオープンエンドな質問を記してある。患者にとってこれらの質問に答えることは難しいかもしれないし、詳細を思い出すことは苦しいかもしれない。古いアルバムを見たり、記憶をよみがえらせる懐かしい場所を訪ねたり、礼拝所を訪ねたり（適切であれば）、友人や家族に電話をかけて亡くなった人について話すことは役に立つ。

多くの患者が、自分は悲哀の力に圧倒されてしまうのではないかと恐れている。ＩＰＴの治療者の役割は、強力に感じられるけれども患者が想像したほどには危険ではなく、受け入れれば静まっていく気持ちに耐えるように患者を励ますことである。

患者の中には状態が改善することに罪悪感を抱く人もいる。亡くなった人への裏切りだと思うからである。自分が悲哀（つまり、うつ病エピソード）から回復すれば、自分が信じていたほどには亡くなった人を愛していなかったということを意味するのではないかと恐れるのである。彼らの考え方では、その人を本当に愛していたのであれば、喪失は大きすぎて決して回復できないはずだということになる。

亡くなった人との失われた関係を振り返るときには、患者は一緒に楽しんだときのことを思い出すことが多い。通常、そういう話をすることが最も心地よいのである。亡くなった人やその人との関係の何らかの部分について怒っていたり、失望していたり、嬉しく感じていないということも典型的である。亡くなった人に見捨てられたと感じていたり、関係の何らかの側面について罪悪感を抱いていたりすることがある。特に、死に近い時期に患者がやったこと、できなかったことについてである。それらは正常なことなので、そのような気持ちを率直に表現するように励ます。「どんな二人でも、ずっと仲よくやっていくことはありません。そして、あなたはとても愛していた人について、さまざまな複雑な気持ちを持っているはずです」などと言う。

ネガティブな気持ちのあとには、亡くなった人に対してポジティブな気持ちを抱きポジティブな見方ができるようになるということを患者に伝えてもよい。これは、その人がまだ生きていたとして起こることと何ら変わりはない。つまり、一般に、気分が悪くなることを相手と話し合えば、二人とも気分がよくなるということである。

　重度の悲哀反応の患者は亡くなった人についてのアンビバレントな気持ちを話し合うことにいらだつことがある。特に、早期の養育に問題があった人（不安定な愛着）で、亡くなった人が大人の安全な愛着を提供していたような場合である。

　患者には次のように言ってもよい。

> 　失った人について話すときに取り乱したり混乱したりするのはとても自然なことです。また気分がよくなってきます。あなたと［その人］との生活がどんなだったか、亡くなってからあなたの生活がどうなったか、よかったときと悪かったときがどうだったかについて話していってください。あなたたちの関係について、あなたが気に入っていたことだけでなく、あなたが気に入らなかったこともぜひ話してみてください。
>
> 　だんだんと、あなたは起こってくる気持ちを整理できるようになり、［亡くなった人］との関係の3次元の絵を描くことができるようになるでしょう。そこには、［その人の］よい点も悪い点も含まれます。どんな関係も同じです。
>
> 　この悲哀のプロセスを進むのが難しければ、友達や家族と思い出を話し合うのが役に立つでしょう。アルバムの写真を見たり、あなたたちの関係において意味があった場所を訪ねてみたりしたいと思うかもしれません。これは、過去を思い出すのに役立ちます。［その人］が亡くなってから会っていない古い友人がいれば、そういう人たちに会って、一緒に過ごした昔のことを振り返ったり、一緒にアルバムを見たりしてもよいでしょう。それから、それがどんなふうだったかをここで一緒に話し合っていきましょう。

> カタルシス

　多くの患者は、自分が泣き始めたり悲しみ始めたりすると、止めることができなくなり、悲しみの波に呑み込まれてしまうのではないかと恐れている。この点について、患者を安心させることが重要である。亡くなった人の話を始め、その人との関係やその人のよい側面と悪い側面に焦点を当て始めると、患者は泣き始めることが多い。このことで不安になる治療者は多く、患者が泣くのを止めたい誘惑に駆られる。**それをしてはならない！**　治療者としての役割は、**感情は、強力であっても、危険なものではない**ということを患者が学べるようにすることである。気持ちは表現されると、力が弱まるのである。患者はその後落ち着いて、コントロールできていると感じられるようになる――悲しいけれども、落ち込みは軽くなるのである。患者がひとたび亡くなった人についての強い感情を表現したら、穏やかに静かにして、患者に自分の気持ちを話させることが重要である。

> 関心と人間関係を再構築する

　　ソーシャルサポートは重要です。治療がもう少し進んで、あなたの気分が少しよくなってきたら、友達に電話をしたり一緒に食事に出かけたりしたくなるかもしれません。そういう経験を、よいところも悪いところも話し合い、それについてのあなたの気持ちを話し合うことが、治療の焦点になってきます。亡くなった人のことを話したり考えたりして、その人との関係やその人を失ったことを再び体験していくと、亡くなる前には楽しめていた古い活動のいくつかをだんだんと始めるようになってくるはずです。それを今想像するのは難しいと思いますが、人とのつきあいを再開したり、あなたの生活に幸せをもたらしてくれる新しい友達と知り合ったりする方法を探し始めるでしょう。あなたが実際にどのように努力しているか、そういう新しいステップについてあなたがどう感じているかを一緒に話し合っていくことができます。

患者が新しい活動や人間関係を始めたら、あとでそれを振り返ることが重要である。

- 何をしましたか？
- 楽しめたのはどんなところでしたか？
- 難しかったのはどこでしたか？
- またやってみようと思いますか？
- 他にやってみようと思うのはどういうことですか？
- その活動で何か難しいことがあったとしたら、今後は別のどんなやり方をすればいいと思いますか？

未解決の悲哀反応を持つうつ病患者は、新しい関係において見捨てられることを不安に思うかもしれない。新しい（あるいは再開した）関係は何であれ話し合うべきである。それらについての恐れも含めて。同様に、患者が心地よく感じている活動や、恐れている活動についても話し合う。新たな活動を始めてみるリスクを冒して、その経験や反応を話し合う場として治療を利用するように励ますこと。

治療が進むにつれて、セッションは、亡くなった人についての話から、これらの新しい努力についての事柄へとだんだんと移っていく。亡くなった人を思い出しても、前ほどの感情的負荷がかからなくなってくる。喪は何年も続くものである。ＩＰＴの目標は、喪を終わらせることではなく、それを楽にし、患者を正しい軌道に乗せることである。患者はもちろん亡くなった人のことを思い出し続ける——時には、新しい活動をすると亡くなった人への裏切りになると思うこともある——が、喪失が頭の中を占める割合は減ってくる。

うつを伴う、あるいは伴わない、遷延した急性悲哀障害へのＩＰＴの修正が開発された。この悲哀の分類は、外傷的悲哀という新しいカテゴリーと同様のものである。この修正は、亡くなった人を切望する気持ちや心のとらわれが長く続いているときに用いられる。愛着のある人の喪失が、侵入的イメージを伴う外傷的喪失と受け止められるのである。構造化修正エクササイズ（structured revision exercises）などＰＴＳＤの治療の要素がＩＰＴに加えら

れるとともに、患者が亡くなった人なしで生活を再び始めるのを助けるための動機づけの強化が加えられている（Shear, Frank, Houck, & Reynolds, 2005）。

| 症例 | 夫の死 |

　ミツィは56歳の教員で、2人の成人した子どもの母親である。彼女の人生は、夫のロイが60歳で突然の脳卒中によって亡くなったときに崩壊した。二人の結婚生活は、家計とロイの浮気をめぐって不安定だったこともあった。だが、二人とも、子どもたちが成長し、ようやく休暇やリラックスのためのお金をためることもできた今、一緒の人生を楽しみにしていたのだった。ミツィは、葬儀の手配をし、子どもたちを慰め、夫の年老いた母を慰め、いつものように家族の屋台骨としての機能を果たし続けた。夫の死は感謝祭に近かったが、家族のつながりを考え、彼女はいつも通りに感謝祭の伝統を続けることにした。ロイの死の2週間後に、彼女は教職の仕事に戻り、テニスも再開した。ロイを恋しく思い、涙もろくなっていたが、彼女はいつも通りに生活して忙しくしていなければならないと思っていた。年老いた義母のためにも、子どもたちのためにも。

　1年後、夫の死後に始まった一つの問題である不眠が悪化した。教えることへの関心も失い始め、もう仕事を続けることはできないと感じていた。目に見えない身体疾患（たぶん、がんか心臓疾患）があるに違いないと信じて、彼女は医者にかかり始め、仕事を休み始めた。その年、彼女は感謝祭の計画を実行することができなかった。体重は減り始めた。友人はこの12ヵ月間で彼女が5歳老けたように感じた。

　ミツィは、4回目の検査でも何も身体的な異常が見つからなかったあとでIPTに入った。彼女の不眠、体重減少、気力の低下、仕事や家族への関心の低下は、うつ病によるものと思われた。彼女は治療には入ったものの、うつ病であるはずはないと言い、まだ見つかっていない身体疾患があると信じ続けていた。初期のセッションで、彼女がうつ病の診断を満たすこと、しかし彼女はその症状を身体疾患によるものだと思っていることが明らかになった。治療者はそのことについて彼女と議論し

なかったが、彼女の生活に起こっていることを尋ねたり、彼女の症状がいつ始まったかを尋ねたりし始めた。治療者は彼女の症状をハミルトン抑うつ評価尺度（Hamilton, 1960; 付録A）を用いて評価し、スコアは24であった——重度のうつの範囲である。

　夫の死の状況、その突然の性質、彼女が喪の作業をできなかったこと、直ちに活動を再開したことが明らかになったため、夫の死がすぐに注目を引いた。彼女の症状がロイの一周忌の前後——感謝祭の数週間前——に悪化したことも明らかであった。軽度だった不眠が重度になり、その結果、彼女は疲労し、仕事に行けなくなり、最終的に、感謝祭の家族の集まりを催すこともできなくなった。

　治療者は、複雑化した死別と関連した大うつ病性障害と診断し、うつ病というのは、感情や認知の症状だけでなく身体症状も著しいものだということを強調した。ミツィはこの診断に同意することができた。治療者は、彼女と夫が共に過ごした人生を詳細に話し合っていった。各セッションは彼女の日々の活動の詳細を話すことから始まった。それは通常、彼女がかつて同じことを夫とどのようにやっていたか、彼がいなくなったことが彼女にとってどう感じられるか、という話し合いだった。治療者に励まされ、彼女は二人で共に過ごした日々のアルバムに目を通し始めた。そのアルバムはロイの死後、クローゼットにしまわれたままになっていた。彼女は泣くことが多くなり、彼が亡くなった1年後になって、初めて、本当に彼の死に焦点を当てているということを認識した。

　時がたつにつれて、彼女は休暇をとらなかったことについてのロイへの怒りを明らかにした。そのために、一緒にリラックスしたり楽しんだりする機会が失われたのだった。今では一緒に休暇を取るチャンスが永遠になくなってしまった。治療の終わり近くに、ミツィはパンフレットを持ってきた。親しい女友達とバハマへのクルーズを計画していたのだ。治療の終わりには、クルーズに独身女性として参加するのはどんな感じだろうかという話や、旅行に向けての彼女の熱意や、夫がこの活動を共にできないことへの罪悪感などが話し合われた。彼女のハミルトン抑うつ評価尺度の最終スコアは5であった——正常範囲内である。

プリント3.1　悲哀反応を判断するための質問

1. あなたにとって大切だった人が亡くなりましたか？
   （答えが「はい」であれば）それはどのくらい前のことですか？
   ＿＿＿＿＿＿年＿＿＿＿＿＿ヵ月くらい前

2. 他の人に、亡くなった人の話をすることができますか？

3. 亡くなったあとに悲しみを感じたり落ち込んだりしましたか？

4. 眠れなくなりましたか？

5. いつも通りに暮らすことができましたか？

6. 泣くこともできませんでしたか？

7. お葬式に行ったりお墓に行ったりするのを避けましたか？

8. その方が亡くなったあたりから、うつが始まりましたか？

9. 亡くなった方と同じ病気になることが怖いですか？

10. 亡くなった方の持ち物を同じ場所に残したままにしていますか？

11. 亡くなった方の持ち物を処分しないでおきましたか？

12. その方が亡くなったときに、あなたには頼れる人がいましたか？

13. 頼れる人や気持ちを打ち明けられる人がいましたか？

14. 亡くなったのは何らかの形で自分のせいだと感じましたか？　自分がやっておくべきだったこと、あるいはやるべきではなかったことがあったと思いますか？

プリント3.2　患者が喪失について考えるのを助ける質問

- あなたは_____が亡くなったことを、どのようにして知りましたか？

- 亡くなったことを最初に知ったとき、どのように感じましたか？

- その方はどのようにして亡くなったのでしょうか？

- 亡くなったときの状況はどんなだったのでしょうか？

- その病気／事故について知ったのはいつでしたか？

- その方はどんな方でしたか？

- どんなことを一緒にやりましたか？

- どんなことが楽しかったですか？

- あなたたちの関係における問題は、どんなことでしたか？

第4章　対人関係の不和

● 定　義

　IPTにおいて、**対人関係の不和**は、患者と患者の生活における重要な他者が自分たちの関係について異なる期待を抱いている状況と定義される。これは明らかなもめごとになっていることもあれば、目に見えないこともある。

　一つの例は、夫に養ってもらいたいと思っているけれども、経済的な理由で自分も働かなければならない妻である。一方、夫は、妻に経済的な責任を分かち合ってほしいと思っている。これは相互的でない期待の例である。二者が自分たちの関係について異なる――そしてぶつかり合う――期待を持っているのである。患者のうつ病は、患者が自分たちの関係における期待のアンバランスをつらく感じていることに結びつけることができ、その解決は再交渉にある。

　不和がIPTの対象となるのは、通常、不一致が行き詰まってしまったり反復したりしており、改善の見込みがほとんどない場合である。二者は自分たちが行き詰まったと感じている。この状況になると、患者（あるいは両方）は、事態は自分の手には負えないと感じ、関係が脅かされていると感じる。うつ病になってしまうと、その関係を泥沼から引っ張り出すため、あるいは不和を解決するためにとることのできる選択肢を認識するのが難しくなる。治療者の目標は、不和がどれほど深刻であるかを診断し、患者が何らかの解決に達するよう助けることである。"役割をめぐる不和"は外来治療を受けに来るうつ病患者に最もよく見られる問題領域の一つである。

　"役割をめぐる不和"は"役割の変化"と併存することが多い。例えば、仕事

上の変化（"役割の変化"）によって、家庭での責任をめぐる"役割をめぐる不和"が起こり、夫婦関係が緊張にさらされることがある。反対に、同僚との関係が悪いと（"役割をめぐる不和"）、仕事上で悪い決断をすることになり、結果として降格されたり浅はかなキャリア選択をしたりすることにもなる（"役割の変化"）。患者にとって最も重要なテーマはどれかを見極め、治療者は一つの問題領域のみに治療焦点を当てるようにすべきである。

治療の目標

　対人関係の不和における治療目標は、まずどこに不一致があるのかを患者が認識し、行動の計画を選び、最終的には、意見の違いを解決できるよう、コミュニケーションか期待を、あるいはその両方を修正することができるように援助することである。患者は状況を、乗り越えられないもの、あるいは不可能なものとして話すことが多いが、何らかの解決方法が存在することは多い。治療者は、関係について再交渉を試みるためにどんな選択肢が存在するかを患者が考えられるようサポートしなければならない。再交渉がうまくいけば（それが大部分のケースにおける結果であるが）、患者はソーシャルスキルを学び（例えば、自己主張が上手になる、自分を守るために怒りをより効果的に表現できるようになる）、問題を解決する。不和を解決する試みが不成功に終わったとしても、患者は不一致の中で自分の気持ちを前よりもよくコミュニケーションできるようになる。さらに、患者は二人の関係における問題は自分自身のせいだけではないということを認識できるようになる。少なくとも患者は物事を変えようとしたのだし、問題はパートナーが変わろうとしないことにある場合もある。再交渉がうまくいかないときには、選択肢を検討し、その関係にとどまることが最もよい方法であるかどうかの患者の判断を助けていく。

　鍵となる最初の質問は、次のように行うとよい。

> どなたかとの間に不一致や不和がありますか？（重要な人で、あなたとうまくいっていない人がいますか？）

答えがイエスであって不和が患者を悩ませているのであれば、次のステップは、不一致の段階が以下のどれであるかを判断することである。次のような質問が役に立つだろう。

● **再交渉**

再交渉は、それぞれが自分たちの違いについて積極的にやりとりしている段階である。

- あなたと［相手］は自分たちの違いに気づいていますか？
- あなたは、うまくいかなかったとしても、物事を変えようとしてきましたか？

● **行き詰まり**

行き詰まりは、患者と相手との間の話し合いが止まってしまっている段階である。くすぶった、低レベルの憤りと絶望的なあきらめがあるが、関係についての再交渉をしようとはしていない。関係者はお互いに「無視」をしているかもしれない。

- あなたと［相手］は、大切な問題についての話し合いをやめてしまったのですか？

● **離　別**

離別という判断が適しているのは、関係が不和によって取り返しがつかないほど損なわれたときや、どちらかあるいは双方が離婚や離別を積極的に考えていたり、耐えられない職場環境を去ることによって関係を終わらせようと積極的に考えていたりする段階である。

- あなたたちの間の違いは大きすぎるので、あるいは解決できないもの

▋ なので、関係を終わらせようとしているのですか？

　再交渉では、治療者は解決について話し合う新しい方法の学習を強調する。状況が行き詰まりに達したら、治療者は、関係者の間にある問題を明らかにするように試みる。これによって、少なくとも最初は、不調和が増すこともある。長い間抑圧されてきた不一致や不和が明るみに出されるからである。口論が起こるかもしれない。しかし、目的は問題によりよい方法で対処できるようになることである。それによって患者は、関係における期待の違いがどのように症状に関連しているかということを理解しやすくなる。

　離別においては、関係の喪失に関連した悲しみや罪悪感に対処すると同時に、それが最もよい選択肢だったのだということを受け入れられるように患者をサポートする。一つの関係が終わることは、"役割の変化"となり（第5章）、患者は関係の喪失を悲しむとともに新しい役割にはどのようなチャンスがあるかを認識しなければならない。

　不和がどの段階にあるかにかかわらず、患者自身が最終的な結果に対して及ぼすことのできる影響を、正しい範囲で認識できるよう助けることは重要である。うつ病患者は、自分には環境をコントロールすることはできないと思っているが、実際のところは何らかのコントロールをすることはできるのである。結果が理想以下のものであっても、結果の一部は別の誰かではなく自分自身の努力によるものであるということを認識できると、患者の気分は全般的によくなるものである。

　うつ病患者の多くが、相手のニーズを自分のニーズよりも優先させる傾向があるために、対人関係がとても困難になっている。患者の中には、自分のニーズを主張することをわがままだと感じる人もいる。怒りというのは「悪い」感情であると思っていたり、怒りを表現すると他人が離れてしまうと思っていたりする。ＩＰＴの治療者はこれらの感情を、対人関係の状況に対する正常な反応として正当化する。

▋　誰にもニーズがあり、それを主張することは大切です。そうしないと、他人はあなたが何を求めているのかを知ることができません。いつもわがままだと好かれないでしょうが、自分が求めているものとか

第4章　対人関係の不和

> 必要なものをあなたが決して言わなければ、人はそれを知ることができず、あなたがそれを手に入れることもないでしょう。それはあなたにとって公平なことではないし、時には、自分が理解されなかったとか、かまってもらえなかったという不満が生じるでしょう。こうしたことは長い目で見れば、関係を損なうことが多いのです。
>
> 　人は、何かを求めている人は自分で言うだろうと思っています。あなたが自分で言わなければ、誰が代わりに言ってくれるのですか？
>
> 　怒りは、誰かがあなたを悩ませているということを知らせてくれるシグナルで、役に立つし、正常なものです。あなたには怒りを感じる何らかの理由があるということなのです。何が悩ましいのかをあなたが伝えなければ、相手はそれをし続けるでしょう。
>
> 　うつのときにこういう気持ちを伝えるのは特に難しいものですが、伝えれば、この不和の状況を改善しやすくなりますし、そうすればあなたのうつ病を治すことにもなるでしょう。

　通常の順序としては、まず相手とのやりとりの話を聞き、そこにおける患者の気持ちを正当化し、それが相手に伝わるように、どういう言葉を使いどういう声の調子で言うかを決めるのをサポートする。交渉においては、自分の願いを直接表現し、相手の過剰な要求にノーを言うことが必要である。患者が相手との交渉を再開すれば、不和の性質（訳注：p.68のプリント4.1を参照）をより明らかに理解することができる。治療者はまた、多数の異なる選択肢の結果がどうなるかを、行動をとる前に考えられるよう患者をサポートする。

　解決策を考えるためには、患者と相手の両方のニーズと希望を聞く必要がある。夫婦の不和においては、時には、相手にも治療に参加してもらうことが役に立つ。パートナーと患者の両方が同席する夫婦面接を受けるようにという交渉を行うこともある。それよりも多いのは、患者が、治療者のコーチを受けながら夫婦関係の問題に取り組む、片側のみの夫婦療法のように機能するケースである。このアプローチをとることの利点は、多くの作業が治療者の面前ではなく面接室の外で行われるため、患者はその成果が自分の努力の結果だと思えることである。この種の「成功体験」は患者が自分たちの関係を自分で変えられるという感覚を持つことを助け、治療の終結が近づくに

つれて治療者から自立している感覚を持つことを助ける。

多くの夫婦不和におけるテーマは、患者が取り残されてしまい配偶者と活動を共にできないというものである。一方で、患者は関わろうとする努力をほとんどしておらず、自分が何を求めているかを言わなくても配偶者はわかっていると期待していることもある。このような状況では、治療者は、患者がなかなか関わりを持てないのはうつ病の症状（社会的引きこもり、気力の低さ、喜びの喪失）のせいだと言ってもよい。治療者は患者が配偶者から求めている（が得られていない）ものを自分で認識して明確に話し、配偶者とより直接的な満足のいく方法でコミュニケーションできるようになるよう、サポートする。選択肢の検討とロールプレイが、患者が相手とのやりとりに準備するための鍵となる技法である。

> こういうことについてあなたがどのように感じているか、あなたがどうしたいのか、それをどのようにして手に入れたいのかに関心があります。また、［相手］はどのように考えているのでしょう？

時には、うまくいっていないと自分が思っていることについて相手と直接話し合い、相手の意見を聞き、お互いにどのように話をしているのかを教えてくれるよう患者を励ますことも適切な場合がある。

> 話し合うのは気が進みませんか？　自分たちの違いをどのように扱っていますか？　破壊的でない方法で扱えますか？

患者が相手と話し合ったら、治療者は、(1)話し合うリスクを冒した患者の勇気を讃え、(2)気分と話し合い方の関係を指摘し、(3)患者が使った適応的な方法を強化し、(4)うまくいかなかった場合は、慰め、他にどういうやり方があったかを探る。

患者が不和について相手と話し合いをしたら、その後、次のような質問をしてもよい。

> ・あなたと［不和の相手］はお互いにどのようにコミュニケーション

第4章　対人関係の不和

しましたか？
- 話し合いはどうなりましたか？
- 結果はどうでしたか？
- 自分がとった方法についてどう思いましたか？
- うまくいきそうもなかったことは何ですか？
- 話し合えてよかったと思いますか？
- 次のステップは何だと思いますか？

| 症例 | 負担が重過ぎるのに評価してもらえない |

　ジョーンは、42歳の大学卒の女性で、3人のティーンエイジャーの母であるが、最近、事務職のパートを始めた。彼女のうつ病は夫ハリーとの"役割をめぐる不和"に関連していた。夫は家のことを手伝わず、彼女の料理や服装を批判し、全体として彼女をとても嫌な気分にさせていると彼女は感じていた。ジョーンが仕事に戻ったのは、ハリーが数年にわたって彼女も家計を助けるべきだと言っていたからだったので、彼がもっと自分に配慮してくれると思っていた。ハリーは、1人の収入では子どもたちを大学に入れることができないと感じており、不釣り合いな負担が彼にのしかかっていると感じていた。一方、ジョーンは、子どもを育てるために使った時間とエネルギーを彼が一度も評価してくれたことがないと感じていた。食べさせ、着させ、送り迎えをし、友達と遊ぶ約束や余暇活動のやりくりをし、宿題を見てやる、といったことだ。これらのすべてがフルタイムの仕事であり、外で働くことは彼女の負担を増やしたに過ぎなかった。

　パートの仕事を始めると、予想されたように、彼女は、過労なのに評価されていないと感じた。収入が増えたので経済的なプレッシャーからは逃れたが、夫婦関係はさらにひどくなった。性的な関係はなくなり、お互いにほとんど口をきかなくなった。彼らの結婚は行き詰まりに達した。ジョーンは家にいると悲しく、だるく、憤りを感じ、子どもと言い争うことが増えた。寝付けなくなり、食べ過ぎるようになり、この3ヵ月間で8ポンド太った。ハリーは、ジョーンの外見に厳しい意見を持っ

ており、太ったことを批判した。彼女の最初のハミルトン抑うつ評価尺度スコアは22であった——中等度から重度のうつである。

　治療は彼女の症状とその発症についての話から始まった。彼女が働き始めてから症状が始まったことは明らかであり、不和の中心は、自分は評価されておらず働き過ぎているという気持ちにあることも明らかだった。治療者は彼女に、これらの気持ちを夫と話し合うように励まし、それをセッションの中でロールプレイした。その後、ジョーンが家でその話題を切り出すと、話し合いははるかによいコミュニケーションになった。ハリーは夫婦関係における自分自身の失望の気持ちを表現するとともに、家庭について、そしてジョーンが彼のために作り出してくれる安心感について、ポジティブな気持ちを表現した。二人は自然に、月に最低二晩は単に楽しむための何かをしようと決めた。性的な関係は改善し、ジョーンのうつ病は改善し始めた。12週間の治療の終わりまでには、彼女のハミルトン抑うつ評価尺度のスコアは7まで下がった——正常範囲である。

プリント4.1　不和の性質を判断するための質問

以下の質問は、不和の性質を判断するための質問である。

- 誰との間に不一致や不和がありますか？
- 不一致は何についてですか？
- [相手] との間で問題だと思っているものは何ですか？
- その関係において求めているものは何ですか？
- [相手] は何を求めているのですか？
- お互いをどのように失望させてきましたか？
- この不一致を解決しようとして何をしてきましたか？
  残された選択肢は何ですか？　事態をよくするためにできることは何ですか？
- 他のやり方がありますか？
- [相手がとることのできる] 他のやり方がありますか？
- これらの選択肢について考えたり [相手] と話し合ったりしたことがありますか？
  （そうであれば、話し合いはどうなりましたか？）
- 関係が変化することはどのくらい期待できますか？
- 自分が求める変化を現実的に起こすことができそうですか？
- そのような変化が起こったら、あなたと [相手] はどのような気持ちになるでしょうか。
- あなたたちは自分たちの違いをふだんどのように解決していますか？
- あなたと [相手] はふだんどのように自分たちの違いに取り組んでいますか？
- 変化を起こすためにあなたが持っているものは何でしょうか？
- このような不和が過去にもありましたか？
- 今起こっているのと同じような関係が過去に他にもありましたか？
- あなたがどう感じているかを相手に直接伝えたことがありますか？（伝えてみたら、何が起こると思いますか？）　やってみることができそうですか？

第 5 章　役割の変化

> 定　義

　変化に関連したうつ病が起こるのは、行動を変化させることが必要だったり親しい人間関係の変化を伴ったりする生活の変化に対応することが困難な場合である。離婚によって独り身になるというケースのように、変化が直ちに現れることもあれば、子どもが生まれて親になることによって自由を失うことのように、微妙で徐々に現れるものもある。引退や、社会的役割や職業上の"役割の変化"――特に、社会的地位を下げるもの――も、適応しなければならないものとして意味が大きい。転居、新しい仕事につく、親元を離れる、深刻な病気にかかる、経済状態が変わる、家族の病気による変化（例えば、配偶者や親の病気のために新たな責任を負わなければならなくなる）もまた、生活の変化の例である。

　ほとんどの人が、そのような変化を完全に楽しむということはない。変化がプラスのものであってすらそうである。うつ病になりやすい人であれば、非常に難しい、あるいはストレスフルな変化に直面すると、実際うつ病になることもある。"役割の変化"における二つの側面が、ストレスになるのである。一つは、古い、慣れ親しんだ役割の喪失であり、憂うつな郷愁（「あそこに戻れさえすれば」とか、「あの頃はよかった」）を引き起こすことがあるものであり、ソーシャルサポートの断絶を反映するものである。また、新しい役割について落ち込みや不安を感じることがあり、それが圧倒的で不快に思えることもある。したがって、患者は変化をネガティブにとらえる。役割の変化に関連するうつ病の治療の目的は、それが患者にとって何を意味する

のかを理解することである。つまり、新しい状況が要求するものは何か、得られるものは何か、失われたものは何か、その変化に関連してその人と他の人は何を期待しているのか、それらを満たすことが自分にはどのくらいできると感じているか、ということである。

　すべての変化がネガティブなわけではないが、うつ病患者は利点よりもネガティブな側面を認識する傾向にある。求めてきた昇進であっても、責任と自立についての葛藤をもたらすことがある。もっと下の地位や、要求されることの少ない仕事のほうが快適に感じていたり、他人を追い越してしまったことへの罪悪感を抱いたり、昔の同僚を今では監督・評価しなければならなくなり、切り離されたように感じたりすることもある。変化によって、慣れ親しんだ友人や親しい愛着関係が失われ、新しいスキルが必要になることもある。"役割の変化"は、予期されていなかった場合、望まれていなかった場合には、さらに難しくなる。

　どんなケースであっても、患者は変化の前のときをすばらしいと感じ、変化そのものを外傷的に感じ、その後——現在——を恐ろしく、苦しく、混沌としているように感じることが多い。これは、役割そのものの現実を反映していると言うよりも、古い役割と新しい役割における患者の気分を反映しているものである。治療者の目標は、古い役割とともに失われたもの（例えば、独身でいること、生まれ育った町で暮らすこと、健康でいること）の喪の作業をするだけでなく、一見すばらしく見える状況の限界と困難を認識することでもある。また、治療者は、変化と新しい役割の何が難しく苦しいのか（既婚者であること、新しい町に住むこと、病気を持っていること）を患者が認識できるよう助けると同時に、新しい役割に適応することで得られる可能性のあることは何かを認識することを目標とする。

　変化に伴う問題があるかどうかを判断するために治療者が話し合うであろうことは、患者の生活に最近起こった変化や、それが患者にどのような影響を与えたか、変化についての気持ち、別れた人は誰か、誰がそれに代わったか、ということである。第3章で述べた複雑化した死別は、"役割の変化"の本当に特別なケースであることに注目していただきたい。重要な他者が亡くなるというケースである。"悲哀"と"役割の変化"の治療戦略は似ている。

　プリント5．1（p.79）の質問は、変化がうつ病の発症に関連しているかど

うかを判断する助けとなる。

目標と戦略

五つの課題が、患者が変化の問題に対処するのに役立つ。

- 古い役割をあきらめる
- 古い役割についての喪の仕事をする。喪失についての悲しみ、罪悪感、怒り、恐れを表現する
- 新しいスキルを身につける
- 新しい愛着やサポートしてくれる人たちを作る
- 新しい役割のプラスの側面を認識する

これらの課題は同時に、しかし徐々に達成されることが多い。ＩＰＴの経過の中ですべてが完了することはあまりないが、患者は意味のある成功を達成することもあるし、やる必要のあることは何か、それをどのようにやっていくかの地図を手にすることができる。

治療者の最初の課題は、単に「役割の変化」と名づけることである。問題を、混沌や自由落下ではなく**変化**として定義づけることは、安心できることである。つまり、患者が新しい状況に適応すれば、それはもっと心地よくコントロール可能なものになるということだ。

次の課題である、古い役割の評価は、変化が起こる前の生活がどのようなものだったかを探るものである。

> 前の［家、仕事、生活環境、結婚］はどんなでしたか？　よかったところはどこでしたか？　……好きでなかったところは？

うつ病患者は古い状況のよいところを誇張し、ネガティブな部分や、前の状況がどれほど破壊的で不快だったかを軽視するかもしれない。逆に、新しい役割を完全に悪いものとみなし、その利点や利点になる可能性があることを無視するかもしれない。例えば、離婚経験者や一人親という新しい役割が

受け入れがたく感じられるので、失敗した不幸な結婚が理想化されるかもしれない。古い状況をあきらめることは喪失として体験され、喪のプロセスが起こるかもしれない。このプロセスを促進するために、罪悪感や失望など、変化が引き起こす気持ちに耳を傾けて引き出していくことが役に立つ。

新しい社会的・職業的スキル

　新しいスキルを育てることは、変化の回復プロセスの重要な部分である。治療者は職業カウンセラーではないので、患者が別の仕事につけるよう援助したりはしないが、状況に適応して新しいスキル、新しい人間関係、新しい友情を得るのを妨げている気持ちを発見するのを助ける。それによって患者は、変化に対処するために自分が持っているリソースやスキルを現実的に評価しやすくなる。現実的な状況（例えば、アパートを探す、新しいコミュニティでうまくやっていく、仕事を見つける、新しい人たちに出会う）について話すことが役に立つ。患者にはどんな選択肢があるのか。治療者は患者に難しい状況のリハーサルをさせてもよい。それによって、うつになると生じやすい非現実的な恐れが和らげられる。ロールプレイは、現実生活に向けての重要な練習となる。

　新しい役割──新しい仕事、新しいアパート、新しい家、一人親になること──へ変化することは、新しい友情のパターンやサポート体制を作り出したり、古くからの友達との関係性を変えることを意味することもある。新しい関係や状況がもたらしてくれるものには馴染みがないので、最初はあまり望ましくないものだと思えるかもしれない。

　変化によっては、患者はある種のスキルを初めて学んだり実践したりしなければならず、それを熟達したやり方でやる準備ができていないと感じるかもしれない。興味深いことに、深刻な身体疾患のような、客観的にはネガティブな出来事の中にさえ、プラスの特徴を見つけることができるものだ。ＩＰＴの患者は、自分の中にある力に気づき、前よりも強い人間として自分自身を見るようになったり、時間を最大限に生かせるようになったりする。それは、今や短くなった人生では大きな価値があることである。

> 症例　夢の家

　ジョディは、38歳の二児の母であるが、最近郊外に引っ越し、新しい家を愛していた。それは彼女の夢であった。子どもたちそれぞれの部屋、彼女と夫と子どもたちが毎朝洗面台をめぐってケンカをしなくてもよいようにもう一つの洗面所、日当たりのよい朝食室、小さな庭、質のよい地元の学校。アパート暮らしの貧乏な家の出身であったジョディは、ついにやったのである。彼女と夫は、自分たちのどちらもが育ったときには楽しむことができなかった快適さを家族に与えることができるのである。

　彼らは新しい家に1年前に引っ越した。初めは、大急ぎで家の装飾をし、贅沢な新しい地域に慣れることに時間が費やされた。最近数ヵ月間、新しさが減じると、ジョディはほとんど絶望的に感じるようになった。悲しく憂うつで、しばしば泣いた。こんな栄光に感謝すべきときに、どうして泣くことができるのだろう？　ジョディは孤独に寂しく感じた。転居したため、夫の通勤時間は著しくのび、子どもたちは新しい学校にバスで通わなければならず、彼女は近所の人を知らなかった。内気なジョディは、友達を作ることが難しいと思っていた。市内の古い住まいでは、夫は朝8時に仕事に出かけたが、今では彼は6時半に出かけ、午後8時を過ぎないと帰って来なかった。

　彼女は近所の八百屋まで歩いたことを懐かしく思った。そこではみんなが彼女のことを知っていた。そして、友達に会ってコーヒーを飲みながらおしゃべりしたことを懐かしく思った。彼女は市内でのパートの仕事すらやめなければならなかった。仕事を続けるためには、通勤しなければならず、2台目の車を買うお金が必要だった。彼女の夢は壊れつつあったが、その不満を夫には言えなかった。なぜなら、結局のところ、彼女と家族のためにこれを実現してくれたのは夫だったからである。彼女は感謝しているべきだった。彼女は自分のうつを転居には関連づけていなかった。彼女はただ転居のストレスによって過労になったのだろうと思っていた。

　ジョディの日々の活動を振り返ると、家で何時間も一人で過ごしていることがわかった。ＩＰＴの治療者はジョディがうつ病エピソードと転

第5章　役割の変化

居を結びつけられるように助けた。それはプラスで望まれた転居であったにもかかわらず、友人を失ったこと、夫と一緒にいる時間が減ったことは、予期していなかった問題であった。治療者は彼女がその関連を理解するのを助け、それから、人と関わりを持ちたいという彼女のニーズを満たす新しいやり方を見つけられるよう助けた。ジョディは徐々に、新しいコミュニティで活発になり、自分の気持ちを夫と話し合った。夫は仕事のスケジュールを変えることはできなかったが、彼女の問題に同情し、自分もまた、「古い生活」のある部分を恋しく思っているということを打ち明けてくれた。

　ＩＰＴ治療者は、夫と再びつながりを取り戻したこと、必要なソーシャルサポートを総動員したことについてジョディを祝った。夫も彼女と同じ気持ちを持っていたことを認識して、彼女の気分はよくなり、すべてが完璧だというふりをし続ける必要はないということを理解した。この進歩に伴い、彼女は生活に他の変化を起こすことができた。彼女と夫は、２台目の車を買う費用はかけるだけの価値があり、ジョディが働けばいずれ取り戻せるだろうと判断した。車を手に入れると、彼女は郊外という環境において大きなコントロール感覚を持つことができ、子どもたちを学校まで送ることができるようになった。彼女はＰＴＡに関わるようになり、そこで友達を作ったりソーシャルサポートを育てたりするようになった。彼女がＩＰＴの12回のセッションを終えたときには、気分の落ち込みもなく、郊外の生活についてよりバランスの取れた見方をしていた。「私はもう慣れました」と彼女は幸せそうに言った。

　ジョディは、うつ病と"役割の変化"という状況の中で夫と疎遠になったという点に注目していただきたい。ＩＰＴの治療者はこの症例を"役割をめぐる不和"とフォーミュレーションすることもできたが、夫婦関係の問題は"役割の変化"という、より大きな図式の中で二次的に起こったものだとみなした。治療者はまた、"役割の変化"は、夫婦間の"役割をめぐる不和"よりも、ジョディにとってよりもっともらしく感じられ、脅かされないように感じられるだろうと感じた。したがって、治療者は治療焦点として"役割の変化"を選んだが、その治療の一環として、うつ病によって誘発された夫からの引きこもりにも取り組むよう患者をサポートした。

| 症例 | 引　退 |

　フィルは、精力的な67歳であるが、結婚時に始めた小さなビジネスを妻と共にやっていた。長い間、彼らは共に働き、苦労し、ついに利益が出るようになった。彼は引退を熱心に待ち望んでいた。それまで時間とお金がなかったために後回しにしてきたことができるからだ。

　その前年、彼は店を売り、お金を投資し、自分の時間をどのように使うか計画を立てた。しかし、事態は期待通りにはいかなかった。フィルは顧客との日々の雑談を懐かしく思った。毎日のお決まりの仕事を懐かしく思い、3ヵ月間の休暇のあと、旅行に飽きて家に帰りたくなった。妻は自分の時間を料理、庭仕事、孫、地元の病院でのボランティアに費やしていたが、フィルはどうやって自分の時間を使ったらよいのだろうか。この2ヵ月間、彼は眠れなくなり始め、以前の興味と自信を失い、体重が減ってきた。身体検査の結果、彼の健康状態はよいということがわかった。自分にはこの先楽しみにできることなどあるのだろうかとすら考えた。夜には、不眠のためにずっと多くの寝酒を飲むようになり、日中にも時折飲むようになった。

　うつ病の発症と引退のタイミングを振り返ると、すぐにその関係がわかった。フィルは、症状は引退と関連しているものであり、自分の健康が全体的に損なわれてきたわけではないと理解した。彼は仕事について話し始めた。懐かしく思う顧客について話し、隣の店主とどのように毎日コーヒーを飲んだか、毎月の終わりに利益を確認する喜びについて話した。あとのセッションでは、仕事のネガティブな側面について話した。つまり、支払いをするプレッシャー、従業員のもめごと、市場の要求といったことである。

　治療での話し合いが進むにつれて、フィルは自分が懐かしく思う活動を再び始めようと計画を立て始めた。ゴルフクラブに入り、商工会議所でボランティアとしてスモールビジネスの経営者たちに技術的なアドバイスをした。彼の日々は再び満たされ、症状は解消した。

症例	仕事上のトラブル

　ロンはボストンの大手企業で働く45歳の会計士である。彼は会計学の学位とMBAをとって卒業し、27歳のときに今の会社に入社し、管理職に向けて徐々に出世をしてきた。この6ヵ月間、彼のボスとの気楽な関係が悪くなってきた。以前は一緒に昼食をとったりお互いのオフィスを非公式に出入りしたりしていたが、ボスのオフィスのドアは閉まったままになっていた。一緒に食事をすることもほとんどなくなった。大きな会議の間、ロンは意見を言うように指名されることがないと感じ、会議は非常に形式的なものになった。彼は、何かが起こっていると信じ、仕事を失うことを恐れた。中途覚醒するようになり、食欲を失い、イライラするようになり、集中力が低下し仕事で機能することも難しくなった。彼のハミルトン抑うつ評価尺度スコアは20であった。彼の抑うつ症状が、ボスとの関係の変化とともに起こったのは明らかであった。

　セッションの間、治療者は、会社における自分の位置づけと、これからのことをどう考えたらよいのかをロンがボスと話し合えるように、選択肢を探りロールプレイするよう励ました。ロンはボスと会う約束をとりつけた。会ってみると、会社の財政的困難の性質が明らかになり、ロンは徐々に別の仕事を探し始めた。彼は、不和は自分自身の仕事の出来とは何の関係もなく、経済的な状況の変化に関連したものであったことを認識した。会社は大きな契約を失っていたが、そのいずれもロンが関わっているものではなかった。治療の間、ロンはボスとの交渉にどのように対処するかを練習した。ギブアンドテイクの戦略について治療者と話し合ったあと、ロンはオフィスで試して、成功した点と難しかった点を治療者に報告した。彼の気分は改善し、ハミルトンのスコアは11に低下した。ロンは自分の仕事の不安定さについてまだいくらか不安を感じていたが、全体的には、自分の環境を前よりもコントロールできると感じていた。治療が終わったときには、彼はボスとのよい関係を強化しており、構造改革した会社に残るか、他で働く機会を探るか、どちらに転んでもよいように計画を立てていた。

| 症例 | 再び独身に |

　ベスは、37歳の一児の母であり、1年前に離婚して、結婚が終わったことでほっとしていた。身体的暴力があっただけでなく、夫は彼女をないがしろにして浮気をしていた。ようやく離婚することができたとき、彼女は8歳の子どもを新しいアパートに連れていき、仕事を始め、自分の人生は再び始まると感じていた。

　しかし、彼女は、シングルマザーになることがどういうことかを考えていなかった。子どもが熱を出して学校を休んで家にいなければならないときに、誰を頼ったらよいのか？　夫はものすごく役に立ったことはなかったが、少なくともそこにいてくれた。再びデートをするようになり、よく知らない男性に子どもを紹介し、セックスのやりくりをすることは大きなストレスであり、ときには挫折となった。シングルマザーとしての新しい役割の中で、ベスは、自分が対処できる以上のものに見える生活と将来に直面した。彼女はこの数ヵ月間に典型的な抑うつ症状を発症し、ハミルトン抑うつ評価尺度のスコアは24であった。

　IPTでは、ベスはまず自分の結婚について話した。離婚へとつながった問題や、結婚の初期、息子が生まれたときのよい時期のことも。彼女は夫との関係の中で何を懐かしく思うのかを話し合い、それは前夫ではなくて、既婚女性でいることのある程度守られた役割であるという結論に達した。彼女は、この7年間、自分がすべての決定をし、自分自身と息子をサポートし面倒を見てきたということに気づいた。彼女はよりよい学童保育を手配し、学校が終わってから彼女が仕事から戻るまでの2時間、息子がよい状態でいられるという自信を前よりも感じられるようになった。

　変化におけるベスの主要な問題は、生活の中で新しい男性とつきあうことであった。彼女はまた「間違い」を犯すのが怖かったが、一人でいるのも怖かった。治療の中で彼女は、デートした男性、自分の期待、自分の失望を振り返った。彼女は、すぐに親しい関係を見つけなければならないというプレッシャーを自分自身にかけていたので、治療者はそれを和らげるように助け、社会生活を広げて楽しめる活動を見つけるよう

にと励ました。ベスはテニスクラブに入り、息子と妹とともに5日間の休暇をとることを決めた。治療では、男性との関係において自己主張できるようになること、怒りに耐えること、気持ちをよりオープンに表現すること、すべてのデートが成功しなくてもよく、安定したロマンチックなパートナーを見つけるのにはしばらく時間がかかるだろうということを受け入れるよう取り組んだ。彼女の抑うつ症状は改善し、ハミルトンスコアは9に低下した。彼女は将来についての自信が増したように見え、「一人でいること」についてのプレッシャーが減ったようだった。

　ロンとベスのケースの双方において、ストーリーは明らかな"役割をめぐる不和"で始まったということに注目されたい。"役割をめぐる不和"と"変化"は併存することも、一つがもう一つにつながることも多い。ロンは、ボスとの問題があると感じていた。ベスは、苦しい結婚と離婚からのリバウンドをしていた。しかし、どちらの患者も、主要なテーマは変化であった――ボスはロンと個人的な問題を抱えていたわけではなく、ベスの結婚は終わっていた。鍵となる問題が彼らの人生の中での変化であり、特定の誰かとの問題ではなかったため、"役割の変化"が治療の適切な焦点であったと考えられる。

プリント5.1　変化を判断するための質問

- 最近（あるいは、症状が始まってから）あなたの生活に変化がありましたか？

- 親御さんや他の大切な人から離れましたか？

- 離婚しましたか？

- お子さんが家を出ていきますか？

- 誰かがあなたと同居するようになりましたか？

- 最近引っ越ししましたか？

- 学校に行き始めましたか？

- 卒業しましたか？

- 仕事を変えましたか？

- 昇進しましたか？

- 引退しましたか？

- 経済的な問題がありましたか？

- 最近一人暮らしを始めましたか？

- 病気になりましたか？

プリント 5.1

- 何か別の変化がありましたか？

- その変化はあなたにどのような影響を与えましたか？

- あなたの生活はどのように変わりましたか？

- 変化についてどのように感じてきましたか？

- どんな人と別れましたか？

- その人たちの代わりになったのはどんな人たちですか？

- 変化の前の人生はどんな感じでしたか？

- よかったことは何ですか？

- 悪かったことは何ですか？

- あなたがいる新しい状況のよいところと悪いところは何ですか？

- 前はどんなだったかを教えてください。

- 前は何をしていましたか？

- 楽しんでいたことは何ですか？

- 難しかったことは何ですか？　どんな気持ちでしたか？

- 他に何をしたいですか？

第6章　対人関係の欠如

> 定　義

　対人関係の欠如、孤独、社会的孤立、愛着の乏しさは、**他の対人関係問題領域がどれも存在しない場合**に治療焦点として選ばれる。ライフイベントを扱うようにデザインされた治療では、このカテゴリーは急性のライフイベントのない患者をカバーする。いくらか混乱する言葉である「対人関係の欠如」は、「以上のいずれでもない」という意味として理解すべきである。——誰も亡くなっていない（つまり、"悲哀"ではない）、最小限の人間関係（つまり、"役割をめぐる不和"ではない）、生活上の変化がない（つまり、"役割の変化"ではない）、そして愛着が乏しい、ということである。もしも他の問題領域が見つかれば、対人関係の欠如は治療焦点として用いられるべきではない。

　ＩＰＴにおいて"対人関係の欠如"として治療される患者は、他のカテゴリーの患者に比べると予後が良好でなく、認知行動療法（ＣＢＴ）など他の治療のほうが向くかもしれないし、長期治療を必要とするかもしれない（ただし、この文章を支持するデータがあるわけではない）。まずＩＰＴを行ってみた結果症状が改善されなければ、代わりの選択肢として、他の精神療法や薬物療法との併用などが考慮されるべきである。

　このカテゴリーに分類される患者は、うつ病から守ってくれるソーシャルサポートもほとんどなく、通常はソーシャルスキルも障害されており、対人関係状況を心地よく感じないものである。彼らは孤立している傾向にある。「悲哀」「役割をめぐる不和」「役割の変化」のような言葉が対人関係の状況を患者に説明する上で役に立つレッテルであるのに対し、「対人関係の欠如」

は侮辱的に聞こえる。この治療焦点を用いて治療する治療者は、患者が寂しさ、孤独、愛着やサポートの欠如という問題を抱えていて、この孤独がうつ病につながっているということを説明するべきである。患者の対人関係の心地悪さは、治療関係においても明らかになるかもしれない——治療同盟を維持することの難しさという形で。

そのような人は、親しい人間関係を築いたり維持したりすることが難しく、子ども時代に重要な人間関係の深刻な断絶を経験している。対人関係の欠如を持つ患者には最低でも四つのタイプがある。

- 社会的に孤立しており、親しい友達もいなければ、職場における人間関係もない。親しい人間関係を作ることに長期的な問題を抱えている
- 適切な数の対人関係があるが、満たされないと感じており、維持することが難しい（関係の質は表面的であるかもしれない。これらの人は、一見人気があったり仕事で成功していたりするが、慢性的な自尊心の低さを抱えていることがある）
- 慢性的なうつ病あるいは気分変調性障害の患者で、症状が長引いており、治療を受けていないか不適切な治療を受けており、症状が対人関係に影響を与えている（慢性のうつ病が問題であれば、気分変調性障害へのIPTの修正を用いることが有用であるかもしれない。第16章参照のこと）
- 社会不安障害（社会恐怖とも呼ばれる。第21章参照）の患者。（社会恐怖の患者は人間関係を求めるが恐れているかもしれない）

IPTはライフイベントに基づく治療である。"対人関係の欠如"という焦点は、焦点となる急性のライフイベントがないという点で他の領域と異なる。"対人関係の欠如"は大きなストレスになりうるが、それは急性ではなく、慢性の状態であることが多い。そのため、治療を焦点化するために用いるのが容易でなくなる。もっともらしいライフイベントが見つかれば、他の三つのカテゴリーを用いることが望ましい。

目標と戦略

　この問題領域における主要な課題は、他人と時間を共にしたり話したりする患者のスキルを向上させ、患者の自信を増し、患者の現在の人間関係や活動を強化し、患者が新しい人間関係や活動を見つけられるように助けることによって、社会的孤立を減じることである。患者の生活に重要で意味のある関係がないのであれば、治療者は過去の関係——ＩＰＴには珍しいことだが——や治療者との関係に焦点を当ててもよい。その目的は、患者が対人関係における問題を理解し、新しい関係を築く練習をすることである。
　以下のような三つの課題がある。

- よいものも悪いものも含めて、過去の重要な人間関係を振り返る
- それらの関係において患者が持っていた力や困難のパターンを振り返る
- 現在のあらゆる関係（治療者との関係も含む可能性がある）についての患者の気持ちを、ポジティブなものもネガティブなものも含めて話し合う

治療者は現在の友達や家族についても知っておく。

- どのくらいの頻度で会いますか？
- 会うとどういうところが楽しいですか？
- どんな問題が起こりますか？
- 過去に楽しんでいたような友達との関係や活動をどのようにすれば見つけられますか？　あるいは、楽しめそうな新しいものは？

治療者は、治療関係についても困難が起こると思っておくべきである。

　あなたは他の人と一緒にいると落ち着かないとおっしゃいましたね。それはここでも起こると思います。あなたが恥ずかしく感じて私に話すのがつらければ、そう教えてください。もしも私があなたをいやがらせるようなことをしたら、教えてください。私はそういうことはしないように努力しますが、そのような、人と人の間の緊張こそが、私

第6章　対人関係の欠如

> たちがここで話し合い、どのように扱うかを決めていくべきことなのです。治療における気持ちをオープンに話せるようになれば、ポジティブなものであれネガティブなものであれ、あなたの気持ちを話すことがそれほど危険ではないと明らかになり、他の人間関係においても話しやすくなるでしょう。

　セッションとセッションの間に、古い友達（あるいは、できれば新しい友達）に連絡をとってみたり人と関われる状況を探してみることによって、孤独に取り組むよう患者を励ましてもよい。

> 　治療はあなたの人間関係に取り組むすばらしい機会です。何がうまくいって何がうまくいかないかを話し合うことができます。

　患者と共に、起こりうる問題と、どのようにそれらに対処できるかを予測して、その後、実際に相手とのやりとりがどのようになったかを話し合う。正式な宿題としては出さない。なぜなら、宿題ができなかった患者は「悪い」患者のように感じて治療から脱落する可能性が高くなるからである。難しいと予想される状況についてのロールプレイは役に立つことが多く、患者を安心させる。実際に、このカテゴリーの患者は、社会的な自信をつけるために、かなりのロールプレイを必要とすることが多い。
　患者が古い友人に連絡をとってその人に会う約束をしたのであれば、次のようなことを尋ねてみる。

> 　どうだったかを話してください。どんな気持ちがしましたか？　何を言いましたか？　……それで、何が起こったのですか？　それで、あなたはどう感じましたか？　あなたは何と言いましたか？

　語られたそれぞれのやりとりが、治療者にとっては、患者の気持ちを正当化し、患者がとった前向きな行動を強化し、患者を慰め、他の選択肢を探るのを励まし、うまくいかなかったやりとりに代わるやり方のロールプレイをする機会となる。対人関係のやりとりをそれぞれ再構築していくと、患者が

感じたことと、うつ病のために患者が言うのを控えたことの違いに気づく機会ともなる。ＩＰＴ治療者は患者の気持ちを頻繁に正当化し、患者にそれを表現するよう励ます。

> 彼がそう言ったときにあなたが怒りを感じたのは、もっともな気持ちだったでしょうか？　……そうであれば、どうやってそれを表現できるでしょう？（あるいは：あなたがたった今私に言ったことをそのまま彼に言うと考えてみると、どうですか？）

患者が、パーティー、コンサート、スポーツなど何であれ、社会的な活動に参加することを決めたのであれば、以下のように言ってもよいだろう。

> どうだったかを話してください。人と知り合うために何をしましたか？　どんな気持ちでしたか？

対人関係の困難は通常うつ病によって悪化するものであり、そして——こちらのほうがＩＰＴにおいては要を得ているが——うつ病を反映したものである可能性がある。治療者は、"対人関係の欠如"が慢性のものなのか急性で単に（慢性の可能性もある）うつ病の結果なのかを判断すべきである。うつ病患者には人間関係を追求する気力と自信が欠けている。うつ病のまっただ中にいる患者をパーソナリティ障害であると仮定しないことが重要である。一見パーソナリティの特徴に見えるものが、うつ病の治療後には減じたりなくなったりするからである。目標は、コミュニケーションのスキルを改善し、患者の社会的な能力と自信をつけることによって社会的孤立を減じ、現在の対人関係を改善することである。

症例　「私は友達を作れない」

ダイアンは、23歳の独身女性であるが、社会的に心地よかったことが一度もなかった。しかし、何とか社会に馴染むように努力し、中高時代には何年も前から知っていた友達とつきあい、大学では女子寮に住み、

計画された学校の活動の中で、できるだけのことを何とかやってきた。彼女は学生時代にはデートを避けた。今、彼女は自立していた。大学を卒業した年に、彼女は最初の仕事を見つけて自分のアパートを手に入れた。それでも彼女は当惑していた。

　ダイアンは、自分が計画してきた通りのよい仕事についていたにもかかわらず、男性をめぐる不快感に対処することができなかった。彼女は男性にどのように話しかけたらよいかがわからず、友情をどのように育てたらよいかがわからず、不快な関係から自分をどのように解放したらよいかがわからず、ほとんど知りもしないし好きでもない男性との性的な関係を避けるにはどうしたらよいかがわからなかった。彼女は仕事が終わったあとの時間のほとんどを一人でアパートで過ごしていた。新しい友達を作ろうとする彼女の試みは悲惨だった。彼女はダンスに出かけ、ほとんど知りもしないし好きでもない男性と性的な関係を持った。彼女は退屈で寂しいと言った。体重は減り、不眠となり、仕事を何日か休んだ。治療者は彼女の問題を、ソーシャルスキルにおける役割の欠如に関連した大うつ病性障害と定義した。

　治療は彼女の日常の活動を詳細に話し合うことから始まった——ダイアンが職場でどう過ごしているか、夜は、週末は、どう過ごしているかということである。治療者と患者は、彼女の大学での人間関係が卒業以来どうなったかを振り返り、彼女が街に引っ越してきたときに最初に友達を探そうとして失敗したあとに引きこもりがひどくなったというパターンを見つけた。彼女はとても内気で、自分は魅力がなく不器用だと感じており、どのようにして会話を始めたらよいのか、どのようにして人との関係に境界線を引いたらよいのかを知らなかった。

　プラスの面としては、ダイアンはかなり運動神経がよく、大学では水泳が優秀で、そこに「親友」が1人いた。治療者はその友人を週末に招くという彼女の考えを実行するように励まし、それからだんだんと他の信頼できる友達との交流を増やすように励ました。治療では、そのような機会や彼女の不安についての話し合いと、治療者とのロールプレイが行われた——友達と週末の計画を立てる、入会したスイミングクラブで人に話しかける、ほとんど知りもしないし好きでもない男性と性的な関

係を持つのを防ぐ、というようなロールプレイである。

　ダイアンはそのようなことにいくらかの進歩を見せた。治療の終わりまでには、彼女の抑うつ症状は中等度から軽度に減じ、女友達との関係を強化し、いやな男性を１人遠ざけることに成功した。しかし、それでも彼女は気持ちよくデートすることも、真剣にデートすることもできていなかった。ダイアンと治療者は、彼女が短期治療で得たものをさらに進めるために、１年間の月１回のＩＰＴ（第11章参照）に合意した。

　　注　ダイアンは"対人関係の欠如"と呼べるものを持っているが、この症例をフォーミュレーションするもう一つのやり方は"役割の変化"であろう——すなわち、大学生から社会人への変化である。この変化の鍵となる側面は、社会的関係に適応する必要であっただろう。デリケートな患者にとっては、孤独/対人関係の欠如よりはそちらのほうが、気に入るフォーミュレーションであったと思われる。ＩＰＴのフォーミュレーションは、感情の探索と対人関係スキルの構築ができるように、問題を単純化し、それらを対処可能なものにすることを意図している（Markowitz & Swartz, 1997; 印刷中）。

症例　「関係は決して続かない」

　ビルは魅力的な41歳の弁護士であった。彼は20代のときに短い結婚をしており、適度に成功したキャリアを持ち、４〜６ヵ月以上は決して続かない女性との関係がいくつもあったと話した。デート——夕食、ダンス、あるいは映画——をしたあとにも、自分が不器用に感じて、どのようにして女性と親しくなったらよいかわからないのであった。彼は、相性のよい女性に出会わないために性的な関心がないのだと言ったが、さらに話を聞いていくと、彼の自尊心が低く、感情的な親しさに関しては完全に戸惑ってしまうということがわかった。彼は、自分がどんな人間かを女性に理解させることができないと感じており、どのようにして自分自身のことを話したらよいのか、どのようにして相手の女性に彼女自身のことを話させたらよいのかがわからなかった。

　女性治療者との治療において、彼は自分の気持ちを話すことがとても難しいということが明らかになった。彼は何人か親しい友達がいると言

ったにもかかわらず、誰にも自分の気持ちを打ち明けていなかった。彼は結婚して子どもがほしいと思っていた。自分が年をとり、自分のパターンにいよいよ落ち着いてしまい、問題はますます難しくなってきたと感じていた。数ヵ月前、彼の最後の恋人であったジャネットが、彼からの電話に出なくなってしまったが、彼女と別れてから、彼は自分が次第に落ち込んでいくのを感じた。彼の最初のハミルトン抑うつ評価尺度スコアは23であった。

　ＩＰＴでは、対人関係のやりとりについてのビルの気持ちを探り、治療の中でそれらの気持ちを口に出してもらい、治療者がそれを正当化し（治療者はビルの気持ちの多くを正常なものだとし、彼の過剰な不安のいくつかをうつ病のせいだとした）、対人関係の練習をした（ロールプレイ）。治療者とビルは、彼がよく知っている人と関わるときのロールプレイをし、彼が何を言って、どのように自分の気持ちを明らかにし、相手にどのように相手自身の話をさせるかを練習した。これらの練習のセッションからは明らかなパターンがわかった。彼は相手に文章を最後まで言わせず、その代わりに、中断してお説教をし、その結果さらなる話し合いが閉ざされてしまうのだった。彼は、相手に評価を下しがちで、コントロールしたがっているという印象を与えた。

　治療者がそうビルに指摘すると、ビルはそれは自分の母親そのものだと言った。実際に、その前の週に彼らは大きなケンカをしていた。ビルが母親にジャネットとの関係を話したときに、母親は彼の洋服、マナー、仕事のスケジュールについてのお説教でそれに応えた。彼は激怒し、二人はケンカし、彼は電話をガチャンと切ったのだった。コミュニケーションが止まってしまい、彼は別れについての失望を話すこともできなければ、母親に対する怒りを話すこともできなかった。ＩＰＴの中で、彼が他の人間関係について話し、それらがどのようにして終わったかを話すにつれて、彼は自分も別れの原因を作ってきた可能性に気づいた。治療関係は、相手の話を聞くこと、自分の気持ちを判断すること、相手に話すこと、相手の気持ちを判断すること、という今ここでの実験室になった。

　治療の終わりの時点では、彼はまだ安定した人間関係を見つけてはい

なかったが、治療を通して自分の気持ちと行動により気づき、前に比べていくらかは社交をするようになっていた。母親に、お説教はやめてくれと言い、その会話を終わらせ、彼女を折れさせることができた。彼は不安から相手の話を遮るのではなく聞くことができるようになってきた。そうできるようになってくると、彼の気分は徐々に改善し、終結時のハミルトンスコアは10であった（軽度のうつ）。

プリント6.1　どんな人間関係を作れるかを判断するための質問

あなたの人間関係について教えてください。親しく感じている人はいますか？

あなたは今
- 友達がいますか？

- 恋人がいますか？

- 家族と連絡をとっていますか？

親しい関係を作った後にそれを維持するのが難しいと感じていますか？

- どこが難しいのでしょうか？

- 親しい関係があるときにはそれを楽しめますか？

- 親しい関係を作るのが難しいですか？

- 親しい友達に会うのは一ヵ月にどのくらいですか？　＿＿＿＿＿＿回

- 家族に会うのは一ヵ月にどのくらいですか？　＿＿＿＿＿＿回

プリント6.2　対人関係パターンを判断するための質問

以下の質問は患者が他人とつきあうパターンを探る役に立つかもしれない。

- あなたがどのようにして人と知り合うか教えてください。（あるいは：人と知り合うのはどんな点が難しいですか？）

- どうやって会話を始めますか？

- 新しい人と初めて知り合った後に何をしたらよいのかがわからないということがありますか？

- 友達と一緒にいるときはどうですか？

- どういう活動を友達と一緒にするのが好きですか？

- 友達との関係でどんな気持ちになりますか？

- 家族とはどんな関係ですか？

- あなたが何かに賛成でないとき、どうなりますか？

- 相手があなたを困らせたり不満に思わせたりしているということを知らせるのは難しいですか？

- あなたが何かを求めていたり必要としたりしているときに、人に伝えることができますか？

- パーティーで、見知らぬ人が一杯の部屋にいるとしましょう。人と知り合いになるためにあなたがどうするかを話してみてください。

第7章 終　結

　IPTは期間限定の、オープンエンドでない、治療である。選ばれる期間はさまざまで、これまでの研究では、治療期間は6週間の短期から36回の毎月のセッションまである。急性の大うつ病性障害の治療に対しては、通常セッションは12〜16週間である。最初に、治療者と患者は治療の頻度と長さについて明らかな契約をする。合意された期間の終わりの数セッション前に、治療者は治療の終わりについてのオープンな話し合いを始め、達成されたことが何か、まだ積み残されているものは何かを振り返る。患者は治療を終えることについてのどんな気持ちでも話し合うように励まされる。

　治療者は、治療の目標はうつ病を治すことであり、患者が生活（仕事、恋愛、治療の場以外での友情など）にうまく対応できるように助けることであるということを強調する。患者－治療者の関係は患者の健康を増進するための一時的なものであって、現実世界の関係を代用するものではない。

　終結期の目標には以下のものがある。

- 別れは"役割の変化"であり、苦甘いものとなるかもしれないが、別れのその悲しみはうつ病と同じではないという認識とともに急性期の治療を終える。
- 治療がそれで終了するのであれば、患者の自立感と能力があるという感覚を強化する。
- 治療がうまくいかなかった場合には、患者の罪悪感と自責の念を減じ、他の治療の選択肢を探る。
- IPTの急性期の治療はうまくいったが再燃や再発の可能性が高い患者の場合（症状がまだ残っているのであれば、薬物療法の追加、あるいは薬物単独療法を考慮すべき時期でもある。患者が薬物療法を受けたこと

がないのであれば、患者がまだ睡眠や食欲の問題を抱えており、気力の低下や自殺念慮を表現する場合には、医師ではない治療者は精神科医に相談することを考えたほうがよい）。

　ほとんどの患者が終結について不安を感じるものである。ある程度の悲しみは正常なものとして認識されるべきである。個人的な事柄について一緒に取り組んできたのであり、大変な仕事だったし、よいチームを解散するのは難しいことだからである。実際には、悲しみとうつを区別することは役に立つ。悲しみは人と別れるときの正常なシグナルであって、患者のうつ病がぶり返したということではない、ということである。さらに、患者によっては、非常に改善していても、気分がよくなってからまだ数週間しかたっておらず、自分自身で——治療者なしで——ものごとに対処していくことについて、まだ不安を感じていることもある。

　患者が終結したくない場合、治療者はさらなる治療が本当に必要であるかどうかを見るために数ヵ月間様子を見る期間をもうけることを提案することが多い。患者がまだ残っている症状に非常に苦しんでいる場合、あるいはうつ病がほとんど、あるいは全く改善しなかった場合は例外である。そのようなケースでは、他の治療法を考慮することも話し合うべきである。薬物治療を加えたり薬を変更したり、他のタイプの精神療法に切り替えたり、別の治療者との精神療法に変えたり、現在の治療者との間で治療契約の再交渉をする。治療期間中に患者の環境に変化があった場合には（例えば、"役割の変化"の治療の間に愛する人が予期せずに亡くなるなど）、数セッション治療を延ばすことが適切となるかもしれない。

　うつ病患者は治療に入るときに、頭の中が混乱しており自分は無能力だと感じているものである。多くの患者がＩＰＴで改善するが、それでも、数週間前には自分がとても落ち込んでいたということを思い出して治療をやめることに不安を感じることがある。治療者は患者がＩＰＴを終えるときには頭の中が整理されていて能力があると感じられるよう助けることが肝要である。これを達成する一つの方法は、患者の抑うつ症状を振り返ることであり（例えば、ハミルトン抑うつ評価尺度を用いて）、非常な進歩（あるいは寛解を達成できたこと（ハミルトンスコア＜８））に注目し、それから患者に尋ねる。

「あなたはなぜよくなったのでしょうか？」

　患者は自らの進歩を治療者のおかげだと言うことが多いが、ＩＰＴでは、面接室以外での患者の活動に焦点が置かれるため、たいていの場合、患者もまた大変な努力をしてきたのであり、治療の成功は治療者と患者が力を合わせた結果であるということは明らかである。終結は、患者の新しい力を振り返り、新しいスキルを使ったことが症状の改善にどのように関連しているかに注目し、これらのスキルを今後起こる状況にどのように使えるかを考えることで、自分が得たものは自分自身の成果であるということを患者に認識させる機会となる。簡単に言うと、患者は症状が再発したらいつでも助けを求めるように励まされるが、この時点では治療者をもはや必要としていないかもしれないということである。

　患者の中には再燃や再発を防ぐために長期治療や維持ＩＰＴを必要とする人もいる。反復性うつ病の患者もそうである。うつ病エピソードの回数が多くなるほど、再発しやすくなる。また、他にリスクの高い患者としては、治療には反応したけれども、まだ残っている症状が強いという患者もいる。例えば、ハミルトン抑うつ評価尺度スコアが初診時の30から、12セッションのあとに13になった患者は、確かにＩＰＴには反応したと言えるが、13点というスコアはまだ症状が残っているということであり、うつ病の再燃の境界に近い。

　12〜16週間の急性期ＩＰＴで症状がなくなった反復性うつ病の患者の中には、毎月の維持ＩＰＴで調子よくやっていき、再燃や再発のリスクが減る人もいる。維持治療が適応となると思われるときは、新しい治療契約が交わされる（第11章参照）。毎月の維持ＩＰＴは研究の中で用いられたことが最も多い頻度であるが、より頻度の高い・低いセッションを望む患者も、そのほうが効果のある患者もいるだろう。セッションの頻度についての患者の好みを考慮することは重要である。患者の中には1週間おきに会いたがる人もいれば、気分がよい状態ではそれほどの高頻度は負担に感じる人もいる。

　ＩＰＴに反応せず、まだ症状が残っている人は、薬物療法や別のタイプの精神療法の必要性を評価すべきである。ほとんどすべてのうつ病が治療に反応するものであり、12〜16週間は治療への反応が出るのに十分な時間である。効果のない治療の危険性は、うつ病患者が自分自身を責め（「これはすばらしい治療法に違いないのに、私は失敗した」）、失望のあまり治療にと

どまることができなくなることである。患者が改善しなかったときには、ＩＰＴ治療者は医学モデルを持ち出し、そして——治療者が薬物療法においてやるのと同じように——反応がなかったことについて、患者でなく、治療法側の問題であると言うのである。患者には、大うつ病性障害の患者のうち最初の薬物療法に反応するのは、せいぜい３分の２であるという例を示してもよい。しかし、それらの無反応例の大部分は次の治療法に反応するのである。この話し合いの目標は、治療の選択肢について考え、患者の苦しみを減じるための、もっと効果的な治療を見つけることである。最初は薬を飲みたがらなかった患者の中には、不成功に終わったＩＰＴの間に十分な信頼関係を育て、今では薬物療法を試してみる気になっている人もいる。そういう意味では、失敗したＩＰＴであっても、成功につながる可能性がある。

　治療が終わるときに患者がうつ病ではなくなっている可能性は高い。この改善は認識すべきであり、数週間前には起こりそうもないと思われていた何かを達成したということで患者を祝うべきである。うつ病は本当に治ったのであって、もう戻ってこないということに患者が安心できるのにはしばらく時間がかかるかもしれない。患者には、うつ病の症状と、うつ病に関連しそうな対人関係状況は再発する可能性があるということを伝えるべきである。治療者は、そのような気分や状況が起こっても今度は違う形で対処することができ、再燃や再発を防ぐことができるだろうということを指摘して患者を励ますべきである。症状が戻ってきたら、ＩＰＴ治療者に再び連絡をとるなど、誰に連絡をとって、いかにして素早く援助を得るかを患者はわかっている必要がある。そのような再燃や再発は患者側の失敗としてとらえられるべきではなく、病気への慢性的なかかりやすさの表れとして見るべきである。高血圧や高コレステロール血症のように。

　治療の終わりには、治療者は、進歩を具体的に評価するために、うつ病や他の病気の症状評価を再び行うべきである。問題領域においてどれほどの進歩がなされたか、あるいは治療の間に新しい問題が起こったかを見るために、悲哀、不和、変化、欠如の問題領域についての質問（治療の最初に尋ねた質問）を再び尋ね、その結果を患者と話し合ってもよい。巻末付録Ｂの「対人関係療法効果尺度（治療者版）」を参照のこと。問題領域における進歩の評価の役に立つかもしれない（Markowitz, Bleiberg, Christos, & Levitan, 2006）。

第8章　ＩＰＴにおける技法と治療者の役割

　ここまでの章で述べてきたＩＰＴの戦略は特異的なものである。一方、これらの戦略を促進するために用いられる技法は独特でも新しくもない。ほとんどが、経験のある精神療法家であれば知っているものであろう。これらの方法のいくつかは患者のハンドブック（Weissman, 2005）の中で患者の視点からより明確に書かれている。治療の時間は、気持ちについて話し合い、問題領域とされた領域における患者の気持ちを変えたり、その気持ちの受け止め方を変えたりするための行動をとることに費やす。以下の技法は、それを達成するために用いられる。

非指示的探索

　非指示的探索では、情報を得たり問題領域を決めたりするための自由な話し合いを促進できるよう、イエス・ノー式でない質問を用いる。以下が、質問の例である。

> あなたの生活において重要な人たちは誰ですか？　前回お会いしてからいかがですか？

　「どうぞ続けてください」「わかります」というような支持的な承認をもって、治療者は患者に続けるよう励ます。あるいは、話題を深めたり広げたりするために、「さっき話されていたお友達について、もう少し教えていただけますか？」。非指示的探索は、言語的なコミュニケーションができる患者が治療を焦点づけるのには役に立つが、言語的なコミュニケーションが苦手

な患者を不安にすることもある。治療の目標は心地よい信頼関係を作ることにあるので、言語的なコミュニケーションが苦手な患者には、より指示的な、積極的な技法が適応となる。

題材の直接的引き出し

題材の直接的引き出しは、特定の情報を得るために用いる。例えば、対人関係質問項目を行うとき、診断をつけるために症状を聞くとき、また、不和における患者の役割や表現されていない感情など、何らかのポイントを示すために特定の情報が必要なとき。例えば、「奥さんがあなたを責める前にあなたが何を言ったか、教えていただけますか？」「お葬式のあとにご主人の洋服を片づけたとき、どんな気持ちがしましたか？」

感情の励まし

感情の励ましは、患者が感情を表現し、理解し、対処するために用いられる。感情を表現することによって、患者は何が重要であるのかを判断し、感情的に意味のある変化を起こしやすくなるだろう。鍵となる対人関係状況についての自分の気持ちの幅や強さを患者が十分に認識していないと、選択肢を選んで変化を起こすことが、より難しくなる。患者は自分の罪悪感、怒り、悲しみに気づいていないかもしれず、それを表現することで、気持ちが明らかになり、方向を示す助けになるかもしれない。

患者が苦しい感情に対処して受け入れるのを助ける一つの方法は、特に悲哀反応では、患者と他人とのやりとりの詳細を明らかにしたり、患者が感情的な反応を示した話題を探ることである。第3章のミツィの例「夫の死」では、患者は夫を理想化していたが、治療においては彼の病気について経験した失望と負担をいくらか表現することができた。第5章のフィルの例「引退」では、仕事における患者のやりとりの直接的な探索によって、彼が前に不承不承受け入れた引退への変化を始められるようになった。ネガティブな気持ちを表現することに罪悪感を抱くことの多い患者に対しては、「ほとんどの人がそのように感じるものですよ」とか「腹が立って当然ですね」というよ

うに直接的に安心させると役に立つことがある。これは治療者が患者の気持ちを受け入れたということを伝えるメッセージとなる。

　患者は治療においては自分の気持ちを表現するよう励まされるが、これは必ずしも治療の場以外での親しい対人関係においてそう振る舞うべきだということではない。怒りや憤りの強い表現は、すでにもろくなっている関係を損なうかもしれない。最初のステップは、気持ちを治療の状況の中で引き出し、可能であればそれを正常なものだと言い、それを表現することの賛否両論を話し合ったり、関係の中でどのようにしてそれを最もうまく表現できるかを話し話し合ったりする。可能であれば、治療者は気持ちを表現する上でソーシャルサポートを利用するように患者を励ましてもよい。しかし、どういうふうに行うのが最もよいか、誰に対して行うのか、どんな反応が返ってくると予想されるか、というのは患者が実際に家や職場でそれをやってみる前にＩＰＴにおいて探りロールプレイをするべき選択肢である。

　問題の行動や状況のいくつかが変わったら、患者の怒りの感情もいくらか減るだろう。ＩＰＴの治療者は怒りや憤りの気持ちを励ますことができるだけでなく、多数の患者が苦手としている愛情・感謝・気遣いの表現も、治療の中で、また治療外の関係において、できるようになる。感情的に重要な言葉に耳を傾け、それを話し合うことによってもっと発展させていくように励ます。他方、怒り、敵意、悲しみの爆発を常に繰り返すことは、非生産的になりうる。これが起こったら、治療者は患者が感情表現の非適応的なパターンを打ち破れるように、他の選択肢を探るように助けることができる。例えば、

> 　あなたは本当には気分がよくなることのないこのパターンに陥っているように見えますね。そう思いませんか？……このような気持ちを表現するための、別のやり方が考えられますか？　あなたが感じていることを、お友達にどのような別の伝え方ができるでしょうか？

　あるいは、過剰な感情表現があるときには、そのような強い気持ちについて患者がどう考えるかを尋ね、患者が衝動にまかせて行動するのをどのように遅らせて、結果を考える余裕を持つことができるかを尋ねてみることによって、弱めることもできる。

明確化

　言ったことを明確化するように患者に頼むことは、実際にコミュニケーションされていることが何かを患者がもっと気づけるようになるために役立つ技法である。患者には、自分が言ったことを繰り返したり言い換えたりするように頼んでもよい。治療者はそれを、「あなたは彼女に腹が立ったのですか？」と言い換えてもよい。治療者はまた、患者が言ったことを論理的に広げていくとどうなるかを考えさせてもよい。「あなたはお嬢さんに家から出ていってほしいと思っているという意味ですか？」というように。

　矛盾したことや対照的なことに患者の注意を向けさせてもよい。例えば、「あなたは今ご主人の浮気について何の感情も示さずに話しましたね。それについてどのように思いますか？」とか「あなたはお友達との間の腹立たしいやりとりについて話したときに、ほほえんでいましたね」というように。これを扱うには「あなたはXと言いましたが、前には違うことを言っていたということに気づきました」と言ってもよい。あるいは、「前に、あなたがこの話をしてくれたときには、悲しんでおられましたが、今は落ち着いて見えますね」と言ったりする。

コミュニケーション分析

　コミュニケーション分析は、患者が重要な他者とより効果的に関わることができるように、コミュニケーションにおける問題を調べて同定するために用いられる。治療者は患者が重要な他者との間に交わした重要な会話や議論を、いくつかの目的を持って詳細に聞き出す。いくつかの目的とは、やりとりの意味を理解するとともに、二人のコミュニケーションのやり方を理解することである。治療者はコミュニケーションを詳細に聞き、重要なポイントでは患者の気持ちや意図を理解するために立ち止まる。「それであなたは何と言ったのですか？　……それで、あなたはどう感じたのですか？」あいまいで、間接的な非言語的コミュニケーションは、言葉で直接言うよりも満足できないやり方であるとみなされる（例えば、怒ると舌打ちする患者）。患者は自分がどのようにコミュニケーションしているか、あるいはうつ病のお

かげでどれほど他人のメッセージが歪んで聞こえるかということに気づいていないことが多い。コミュニケーション分析をすると、コミュニケーションにおけるこれらの問題を見つけ、それを修正することができるようになる。同時に、他の文化圏の患者を治療する場合には、患者の文化圏においてはどの形のコミュニケーションが受け入れられて、どれが禁止されているのかを考慮に入れることが重要である。治療者は自分自身の文化に基づいて考えたくなるものだが、治療者のコミュニケーション法を採用することが必ずしも患者にとって最もよいことではないかもしれない（第22章参照）。

その他、自分のニーズと気持ちを直接コミュニケーションするという技法がある。自分の求めているものは人が推し量ってくれる、自分の気持ちを人が読んでくれると思っている患者は多い。それが、怒り、欲求不満、沈黙や、関係を不安定にしうる密かな感情につながっていくことになる。

自分が理解したという間違った憶測も、明らかにされる必要がある。例えば、患者の髪について友人が言ったことは批判のつもりだったのかほめ言葉のつもりだったのか、というようなことである。欠点の多いコミュニケーションを見極めるためには、患者が他人の考えや気持ちについてする憶測によく耳を澄ます。直ちにフィードバックするのではなく、患者が自分自身の結論を導くよう励ますこと。特定の会話をすべて追い、進めるにつれて患者の気持ちを再びチェックすること。患者が出来事についての自分の解釈を述べたあとには、貧弱なコミュニケーションへの代案を引き出したり提案したりし、コミュニケーションを改善するためにロールプレイ（後述）を利用することができる。

決定分析

この技法は、与えられた問題を解決するために、患者が行動の選択肢とその結果を考慮するのを助ける。ほとんどのＩＰＴの技法と同じく、患者はそれを治療の中だけでなく一般的な対人関係スキルとして用いることができるようになる。「何が起こってほしいですか？」「あなたが最も幸せになる解決法は何でしょうか？」「別のやり方は何でしょうか？」「すべての選択肢を考えてみましたか？」というような質問が役に立つだろう。

ロールプレイ

　ロールプレイはIPTの四つの問題領域すべてに役立つものである。特に"対人関係の欠如"の患者においては、自分の生活の中で関係を育てたい人の役をすることが役に立つ。ロールプレイは患者が他人と別のやり方でやりとりする準備をするのを助ける。特に、もっと自己主張をしたり怒りを表現したりするやり方である。また、彼らが他人にどのように反応するかという情報を得ることにもなる。他のケース（例えば、"役割をめぐる不和"や"役割の変化"）では、ロールプレイは患者が新しい状況に対処したり古い状況に新しいやり方で対処したりするための有用なリハーサルになりうる。"悲哀"の例では、患者と亡くなった人との間の想像上の会話をロールプレイすることが役立つことが多い。

治療関係

　転移が治療の主要な部分を占める長期精神療法や短期力動的精神療法とは異なり、IPTでは転移を利用したり解釈したりしない。しかし、治療者は治療関係には注意を払い、他の親しい人間関係において患者が考え行動することが反映されている可能性があると認識する。治療焦点は間違いなく面接室の外にあるのであって、治療関係にあるのではないのだが、治療や治療者についてネガティブな気持ちが起こったらそれを表現したり、治療の過程で起こる不満、懸念、怒り、その他ネガティブな気持ちを口に出すように、治療者は患者に頼んでおくとよい。このようなやりとりの焦点は、今ここでの対人関係問題にあるのであって、幼少期の出来事やその他過去の題材ではない。それによって、治療者は、歪みを修正したり治療の本当の問題を認識することができる。（IPT治療者は自分が犯した過ちについて謝るのを躊躇する必要はない。）このアプローチはまた、患者が治療者に理解されたと感じ、自分が治療プロセスのパートナーであると思うことを助ける。

　"役割をめぐる不和"においては、患者が他人にどのような印象を与えているかについてのフィードバックをし、患者が人との非適応的な関わり方を理解できるよう助けるために治療関係を用いることもできる。"対人関係の欠

如”では、治療者との関係は他の人間関係におけるやりとりのモデルとなるだろう。指示的な技法としては、教育、助言、モデリングや、福祉サービス・住居・公的援助・医療保険・家族教育の紹介など、比較的単純で現実的な問題を解決するよう直接患者を助けることなどがある。助言、提案、限界設定、教育、直接援助、モデリングは治療関係の要素ではあるが必ずしも大きな部分を占めるものではない。最もよい使い方は、初期のセッションで、治療者が役に立つ人だと認識されるような雰囲気を作るのに用いることである。助言は、理想的には、今までに考えてみたことのない選択肢を考えてみるよう患者をサポートするという形をとるべきである（直接的な提案ではなく）。

治療者の役割

　治療者の姿勢は、親しみの持てる、役に立つ味方としての姿勢であり、普通に医師や看護師などの専門家に期待されるイメージのものである。治療者はもちろん必要なときには境界を設定することが必要である。例えば、温かく親しみが持てるということは、実際に友達づきあいするということを意味するのではない。自己開示はごく限られた状況では効果的になるが、一般的には奨励されない。焦点は患者にあるべきで、治療者のニーズを満たすことにはない。ＩＰＴは積極的な治療法であるので、長く、苦しい沈黙を放置すべきではない。他方、治療者があまりにも活発になると、患者の感情が細切れになってしまい、治療を効果的にする感情の深さが作れなくなってしまう。活動と傾聴のバランスをとるのには実践が必要である。やりとりを簡潔にすると——用いる言葉は最低限にして——最高に効果的になる傾向にある。集中力が乏しい患者は、長く話すと途中でわからなくなることがあり、治療が知的な話し合いに陥ってしまいがちである。

　まとめると、

- 治療者は患者の代弁者であり、中立ではない。患者が自己批判するようであれば、ＩＰＴ治療者は、うつ病だからそのようなことを言うのだと言う。うつ病の患者は、そのような自己批判のあとに治療者が沈黙していると、自分に価値がないということに治療者が同意しているととっ

たり、治療者側が何かの行動を抑えているととったりする。患者の代弁者だということは、患者のために何かをしてあげるという意味ではない。むしろ、患者のものの見方から物事を理解しようとし、それを正当化すること（うつ病の症状である見方は別として）、時には敵意のある環境に対して患者の側につき、環境を変えるために患者ができることをやるように励ますことである。
- 治療者は、評価を下さないように努める。しかし、反社会的行動など、治療者が間違っていると信じる行動を変えるよう励ますことは、評価を下しているということであり、そのように認識すべきである。
- 治療関係は転移という観点からは見ない。治療者に助けてもらえ理解してもらえるだろうという期待を患者が抱くのは現実的なことであり、患者の過去の人間関係の再現としては解釈しない。ＩＰＴ治療者が提供する援助は、患者が自分自身について、また自分の社会的役割について考え、対人関係問題を解決する新しい方法を学び試してみることを助けるということに限定される。治療関係に問題が生じたときには（例えば、患者が治療者に腹を立てたり治療者に批判されたと感じたりするとき）、それを今ここでの対人関係として扱う。
  - 私たちの間に起こっていることについて話し合いましょう。気分が悪いということをあなたが教えてくださったのはよかったです——私たちはこういう対人コミュニケーションに取り組んでいるのであり、フィードバックをいただいたことによって、あなたを悩ませていることを私はやめることができるからです。

境界は、他の医療者との関係と同じように設定される。
- 治療者は積極的であり、消極的ではない。治療者は、患者の現在の状況を改善することに焦点を当てるように積極的に助ける。
- 治療者は、患者が対人関係問題の解決法を考えられるよう励ます。治療者が探ったり導いたりする質問をしても、患者が新しいアプローチを思いつかないのであれば、治療者は代案を提案してもよい。

第9章 治療においてよく見られる問題と患者の質問

　この章では、治療者がＩＰＴを実践し始めるとよく起こる治療上の問題について述べる。また、患者がよく心配することと、それをＩＰＴでどう扱うかということも考える。精神療法は、ほとんどの人にとっては普通の体験ではないため、これらの質問と解答は、特に初期において、ＩＰＴの教育的な部分の役に立つだろう。質問の多くが、経験の浅い治療者と患者には特に役に立つだろう。

治療上の問題

●パーソナリティ

　治療者が直面することの多い問題は、Ⅰ軸とⅡ軸のどちらに焦点を当てるかということである。問題は精神医学的な病気なのか、それともパーソナリティ障害なのか？　二つの軸の診断は併存することがあるが、症状がどちらの軸によるものかは常に明らかなわけではない。パーソナリティ障害は、機能不全の行動につながり、人生の予後を悪くし、うつ病エピソードの発症リスクを高める。反対に、うつ病エピソードや気分変調性障害になると、パーソナリティ特性が顕著になったりパーソナリティ特性に似たものが出てきたりするため、パーソナリティ障害であるかのような臨床的印象を作り出すが、それは気分障害が寛解すると同時におさまっていく（Markowitz, 1998）。

　ＩＰＴは患者のパーソナリティには焦点を当てず、一般的にはそれが変わることも期待しない。唯一の例外が境界性パーソナリティ障害（Borderline Personality Disorder: ＢＰＤ）を治療するためのＩＰＴの修正である（第21章

参照）。Ⅰ軸に焦点があるということはパーソナリティを無視してよいという意味ではない。パーソナリティ障害の存在は治療を迷わせたり複雑にしたりするかもしれないが、ＩＰＴを思いとどまる必要はない。

パーソナリティについてのＩＰＴのスタンスは、以下のようなものからなる。

- うつ病や他の精神科的障害を持つ患者は、特異的なパーソナリティ特性を持っているわけではない。
- Ⅰ軸障害の症状はⅡ軸障害のように見えることがあり、パーソナリティの評価の決定は、急性期の症状が解決するまで必ず待つべきである。例えば、大うつ病エピソードはパーソナリティ障害の印象を作り出すが、気分障害が寛解するとそれもおさまることがある（Markowitz, 1998）。うつ病によって人は社会不安、受動性（時には受動攻撃性と誤解されることがある）、直面の回避が身についていき、それは容易にⅡ軸Ｃ群のパーソナリティ障害と混同される。Ⅰ軸診断の存在下でパーソナリティ特性と病気の状態を正確に区別することはほとんど不可能であると言える。Ⅰ軸障害を治療すれば、Ⅱ軸障害が実際に存在したのか、存在しているように見えただけなのかが明らかになるだろう。
- Ⅰ軸障害とⅡ軸障害を同時に持つ患者もいる。パーソナリティの病理が軽いか、ないかの患者に比べると、そのような患者は、短期精神療法における結果が好ましくないと考えられる。それは、Ⅰ軸とⅢ軸の併存が治療を複雑にするのと同じことである。それでも、ＩＰＴを急性の症状の寛解のために用いることはできる。
- パーソナリティの問題は、患者―治療者関係を変え、扱いを難しくするため、治療を複雑にする可能性がある（Foley, O'Malley, Rounsaville, Prusoff, & Weissman, 1987）。問題が主に（重要な他者の行動ではなく）患者の行動のために起こっているとしても、現在の対人関係問題に焦点を当てることは役に立つだろう。

例えば、妄想的な姿勢を持つ患者の場合、それが意味するものを理解して接する必要がある。治療者は疑い深さを予想し、率直な態度でそれを和らげ、

よそよそしすぎる（そして関心のなさそうな）態度や親しすぎる（そのため脅かす）態度をとって患者を脅かすことを避ける。依存的な患者は治療者の権威に従いがちであり、その行動がうつ病につながることがある。そのような患者に対しては、治療者は権威主義的な役割を受け入れるのではなく能力と自立を励ます。他方、そのような患者は治療者からの心理教育と指令によく反応する（「自殺したい気持ちがもっと強くなったら、救急外来に行かなければなりません！」）。パーソナリティ障害について全般的な臨床的知識を持っていると、そのような行動に対して治療者がどう反応したらよいかがわかりやすくなるだろう。それらがうつ病によって作られたものであろうとなかろうと、同じことである。ＩＰＴ治療者は症状──一見性格特性に見えるものも含めて──はうつ病のせいであると言い、患者の性格のせいにすることはしない（Markowitz, 1998）。つまり、症状を患者のせいにしないという典型的なＩＰＴの"病者の役割"（第2章参照）を適用し続けるということである。治療者はこのように言う。

> あなたはそのような行動を自分のせいにしてきましたが、私はあなたのうつ病の症状の一部だと思います。うつ病の人は自分のことを欠陥があると思うことが多いのですが、そう感じるのは病気なのです。うつ病を治して、気分がよくなれば、あなたの「性格」がどんなものかがわかるでしょう。

パーソナリティは患者が繰り返している対人関係問題の決定要因かもしれない。ＩＰＴ治療者はなぜそのようなパーソナリティ機能になったのか探ろうとしたりパーソナリティを変えようとしたりはしないが、非適応的なパーソナリティ特徴を患者が認識できるよう助けることはする。例えば、軽度の妄想傾向がある患者に対しては、ある種の状況である種の人々に対して神経過敏になる傾向を指摘し、それが対人関係に及ぼす結果を探ってもよい。パーソナリティは今のところはＩＰＴの短期予後の重要な決定要因とはされていない（Zuckerman, Prusoff, Weissman, & Padian, 1980）。

ＮＩＭＨうつ病治療共同研究プログラムにおいて、研究を完了した患者の分析からは、強迫的な気質を持つ患者は認知行動療法（Cognitive Behavioral

Therapy：ＣＢＴ）よりもＩＰＴによく反応し、回避的な気質（つまり、"対人関係の欠如"のカテゴリーに入る孤立した患者）はＩＰＴよりもＣＢＴのほうがよい結果を示した（Barber and Muenz, 1996）。しかし、この所見は治療対象のすべてにおいて言えるわけではなかった。うつ病のＨＩＶ陽性患者の研究では、研究に入ったときにⅡ軸のパーソナリティ障害の診断基準を満たした患者の大部分では、パーソナリティ障害の存在は、パーソナリティ障害がない患者に比べて、ハミルトン抑うつ評価尺度のスコアが治療開始時と終了時の両方においてやや高いことと関連していた。しかし、16週間の研究において抑うつ症状はどちらも同じように改善した（Markowitz, Svartberg, & Swarts, 1998）。これらの所見は、パーソナリティ障害に見えるものを持っている場合でも持っていない場合でも、うつ病患者にはＩＰＴが使えるということを支持するものである。

- ＩＰＴは治療法としてはパーソナリティ障害を標的にはしないが（境界性パーソナリティ障害を除く）、ソーシャルスキルを育てることが示されている。したがって、ＩＰＴは、パーソナリティの構造を根本的に変えることなく、パーソナリティ障害の存在下においてすら全体的な機能を大きく改善する。不和の状況において、よりはっきり自分の気持ちを言えるようになったり、怒りをコントロールできるようになったりして、対人関係を扱う別のやり方ができるようになることは、パーソナリティ障害を直接治療するのと同じだけ役に立つかもしれない。
- 抑うつ症状を改善することによって、ＩＰＴは非適応的なパーソナリティ特性を改善するかもしれない（Cyranowski, et al., 2004; Shea, et al., 2002）。

● **消極的な患者を動かす**

　うつ病になると、消極的になり、自己主張しなくなり、社会的に引きこもる傾向がある。社会生活の多くの側面で必要とされるようなタイプの直面を恐れる。特に自分の望みや願いをはっきりと言ったり、境界を設定したり、怒りを表現したりするようなことである。治療者が時にこのような状況では怒るべきだということを患者に納得させても、患者はそれを表現するのを嫌

がる。怒りは悪い感情であり、人間関係を壊すだろう、と恐れるのである。よく見られる臨床的ジレンマは、患者にどのようにして必要な行動を取らせるかということである。

　一つのアプローチは、**ルール違反**（transgression）概念を使うことである。重要な他者が、患者を身体的に傷つけたり、浮気をしたり、サディスティックに振る舞ったり、というように、明記されている、あるいは明記されていない社会的な決まりを破ったときには、治療者はそれをルール違反と呼ぶ——社会のすべての人が受け入れられないと同意するような種類の行動のことである。これは少なくとも謝罪してもらう権利を患者に与える。対人関係のルール違反という概念は、患者によっては、自分には怒るという道徳的な権利があると考える有用な枠組みを与える。

　ルール違反の扱いは、通常のIPTのやり方で探っていく。

1．ひどい扱いを受けたことについての患者の気持ち（例えば、怒り、裏切られた気持ち、嫌気）を探り、それは正当なものだと治療者が言う。
2．それらの気持ちを表現する対人関係の選択肢を調べる。
3．選択肢を選んだら、患者が言いたいことを、その状況にふさわしい声の調子で言えるようにやりとりのロールプレイをする。

"役割をめぐる不和"の患者で、このやり方で謝罪などを求めた人は、その経験によって解放され、自分の潔白が証明されたと感じることが多い。

● 知的に語りたがる患者

　患者の中には怖い感情に対処するのを避けるために、治療を抽象的で知的なレベルに維持する人もいる。彼らは、言われてもいないのに精神療法について書かれたものを読んできて、精神療法の専門用語を使い、一般論を話したりする。こういうことは効果的な精神療法にはつながらない。

　IPTは感情に根づいていることが重要である。治療は、患者の生活の重要な事柄に関連した気持ちに満ちているときには有意義に感じられる。IPTのセッションの構造では、それぞれの面接の焦点を、患者の生活における、

最近の、感情を伴う出来事に当てることによってこのアプローチを促進する。（「前回お会いしてからいかがですか？　……それはお気の毒です。そんなに気分が悪くなるようなことが先週起こったのでしょうか？」）ＩＰＴ治療者は、治療が感情的に生きたものになるように、具体的な出来事とそれに対する患者の反応に焦点を当てるべきである。セッションの感情的な活力の一つの指標は、治療の退屈さである。退屈になったときは、治療が感情を伴わなくなっているということを示しているのかもしれない。患者があいまいになったり散漫になったりしたときには、治療者は「例えば？」と尋ね、その例に対する患者の感情的反応を引き出していく。

　感情がセッションの最中に湧き出してきたら、それを長引かせてじっくりと味わうこと。治療者は、その強い感情は避ける必要はないということを患者に理解させたいものである。そのような感情を共有すると、患者の心に残り、治療プロセスに強い影響を与える。患者が感情を認識し、それと共に生き、それを感じることに何らかの心地よさを感じ、コントロール感覚を持つまで、干渉しないこと。患者はＩＰＴの中で、気持ちは、抑うつ的なものもそうでないものも、強力ではあるが同時に単なる気持ちであるということを学ぶべきである。ＩＰＴでは、そのような感情は対人関係上の出来事を理解するために利用できるということを患者に認識させるべきである。患者は、自分自身を効果的に表現することができるようになり、自分の気持ちを何かしらコントロールできるようになるということを理解すべきである。

●焦点を維持する

　合意した焦点に患者を引き止めておくことは難しいときがある。特に治療の初めでは、患者は何を期待すべきかがわからず、さまざまな話題にそれることがある。焦点となる問題領域を決め、フォーミュレーションを用いて患者に説明し、その焦点に取り組むという患者の合意が得られたら、治療が進む中でそれを持ち出すことができるし、そうすべきである。焦点を持ち出すことは患者にうつ病エピソードの中心的なテーマを思い出させ、治療にテーマの連続性をもたらす。

　対人関係の問題領域をうまく選んだら、ほとんどのセッションで最初に引

き出される出来事（「前回お会いしてからいかがですか？」）は、治療の枠組みに収めることができるだろう。例えば、その週の悲しさや寂しさは複雑化した"悲哀"に結びつけられるだろうし、夫婦間のもめごとは"役割をめぐる不和"に関連づけられるだろう。時には患者は現在のテーマと共鳴する対人関係状況（例えば、夫婦間の"役割をめぐる不和"に似た例）の話をするだろう。そうであれば、患者がそれを解決するのを助け、類似点を指摘すること。治療者の励ましがあれば、患者は問題領域が解決するまで本題から離れずにいることがすぐにできるようになるだろう。

　少々の脱線は耐えてよいが、治療が方向や形を失うほどにはしない。患者の話がそれるときには、注意深く聞く——患者が重要だと感じている情報を軽蔑したくはない——が、本質的でない問題を早く解決し、治療の中心にしようと二人で決めた焦点を患者に思い出させるようにすること。焦点に戻す際は機械的で不自然に行うのではなく、治療のテーマを整理するというふうにすべきである。また、新しい題材が持ち上がったために問題領域を変えることが明らかに必要なときは、その変更を明らかにすべきである。

● 期間制限を守る

　期間制限に慣れていない精神療法家は12週間の終結点によって引き起こされるプレッシャーに慣れるよう練習する必要があるだろう。そのような制約は実際に治療者と患者に一生懸命すばやく働くようにとプレッシャーをかける。したがって治療者は、このプレッシャーを軽くしようとして、治療の長さをきちんと決めなかったり、どうしても必要だという理論的根拠もなく追加のセッションを認めたりする誘惑に抗しなければならない。「これから12〜16週間の治療をしましょう」というのは不必要にあいまいである。治療期間を正確に12、14、16回と決めること。正確な数字が決められているということは、正確な数字そのものよりも意味がある。

　セッションは毎週行われるべきである。そうすれば、セッションの勢いを保ちながら、セッションとセッションの間に出来事が起こる余地がある。治療の初めに休暇の計画を立てておくこと。全体的な回数は守りながらも、あなたか患者がキャンセルしなければならないときには埋め合わせをするよう

にすること（治療者の柔軟性は患者が感謝する美徳である）。あなたが期間制限を真剣に考えていれば、患者もそうなる。

　患者がセッションに遅刻するときには、パーソナリティの病理のせいにするのではなく、うつ病のせいにすること。そのような考え方はＩＰＴの医学モデルに当てはまり、治療同盟を促進し、うつ病患者の場合には実際にその通りであることが多いだろう。遅れて始まったセッションの終わりに数分間を追加する時間があれば、そうする価値はある。

●沈　黙

　沈黙はどんな治療においても起こり、治療の正常な部分である。沈黙は、治療に対する患者の不快感と感情的な負荷がかかる題材の回避を表すものかもしれない。ＩＰＴは患者と治療者が話題を持ち出す責任を共有する治療である。感情的に重い題材が話し合われたときには、そのあとに沈黙の時間が続くかもしれない。その状況がとても重ければ、患者が話すことができない瞬間が何回かあるかもしれない。題材が自然に持ち上がってくるように待つほうが役に立つかもしれないので、治療者はおそらく探りを入れないだろう。患者にこう説明してもよい。

> 　沈黙しているからといって、必ずしも何も行われていないという意味ではありません。時間を共に経験するということも治療の一部です。共有する時間には、積極的な話し合いだけでなく、沈黙もあるでしょう。

　沈黙が持続的な問題になるときは、話し合う必要がある。このように言ってもよい。

> 　治療がうまくいって、とてもよい気分なのでもう何も話すことがないということもあるでしょう。その場合は、治療を終わらせることについて話しましょう……問題はまだ解決されていないと感じるのであれば、自分がどう感じているかを話し合うのがなぜ難しいのかを考えてもよいでしょう。何かについて罪悪感を抱いているのでしょうか？

> 恥ずかしいと思っているのでしょうか？　あなたが考えていることについて私がどう思うかが怖いのでしょうか？　何かが不適切だと感じているのでしょうか？　私が難色を示すと思っているのでしょうか？

　患者の中には沈黙を対人関係のスタイルとして使う人もいる。彼らは正当な不満を口に出すのではなく膨れ面をする。これが治療者と患者の間に起こっていることであれば、それを批判として枠組みするのではなく直接その問題に取り組むとよい。

> 　落ち込んでいるとき、自分が怒っているということを相手に知らせるのは難しいですか？……そうであれば、あなたの沈黙が他人に与えている影響と、それがあなたにとって効果的なコミュニケーション方法であるかどうかを見てみると役に立ちそうですね。

治療者は次の点をはっきりさせてもよい。

> 　この治療においては「悪い」気持ちはありません。あなたの気持ちは、あなたの生活で起こっていることについて何かを教えてくれるものです。そしてあなたの状況を理解するために役立つ道標にすることができます。気まずい感じがしても、あなたがどう感じているのかについてできるだけ私に話していただきたいと思います。

● **技術的な事柄**

　精神療法は純粋に二人の人が一つの部屋で話すことだと思っている治療者は多いかもしれない。評価尺度や録音機器は最初は心地の悪い侵入として感じられるかもしれない。しかし、どちらもＩＰＴの重要な側面である。
　うつ病（あるいは適切な標的症状）を評価する方法を選び、使えるようになること。アメリカ精神医学会の『精神科評価尺度ハンドブック』(2000) は治療者（例えば、ハミルトン抑うつ評価尺度）か患者（例えば、ベック抑うつ評価尺度）が症状の重症度を評価するために用いることができるさまざま

な尺度をリストしている。初診時と治療の途中に定期的に評価尺度を用いる習慣に慣れること。症状をこのような方法で評価することによって、治療者と患者の意識を進歩に向けることができる。症状が減じたら、治療者は次のような患者の進歩を祝うことができる。

- あなたはもうスコアを半分に減らしましたね！
- あなたのハミルトン抑うつ評価尺度は今7点です——最初の22点からは大きな改善ですね。あなたは正式に、寛解の状態に入っています！　よくがんばりました！

　ＩＰＴにおいて評価尺度を使う習慣をつけた治療者の多くが、その後、治療のすべてにおいて評価尺度を使うようになる。

　スーパービジョンのために治療セッションを録音したいと思うかもしれない。セッションの実際のテープが治療プロセスを評価するためには最もよい方法である。プロセスノートよりもずっと正確で出しゃばらないからである。ＩＰＴセッションの治療者と同じように、スーパーバイザーは、治療者と患者のそれぞれが何を言い、それがどんな感じだったかを知りたいと思うだろう。セッションを録音する場合は、録音についての患者の同意書をとり、その目的と、守秘義務を守るための配慮と、テープがどうなるかを説明する。

　　私はこれをスーパービジョンのためだけに使います。ＩＰＴの専門家である私のスーパーバイザーだけがテープを聞きます。テープは鍵のかかる引き出しにいれておき、治療が終わるときに消去します。

　治療者は録音について患者よりも心配する傾向がある。最初はテープやビデオが回っていると自意識過剰に感じるかもしれないが、その経験から多くを学び、数セッションの後にはそのプロセスに慣れることが多い。あとになって、自分の最もよい治療の瞬間をテープに録音したことに満足するかもしれない——最初に恐れたように、最悪の瞬間ではなく！

●他の治療との比較

　何百もの精神療法が20世紀の文献で言及されている。これらのほとんどがカリスマ性を持った精神療法家の個人的なアプローチを表しており、圧倒的に多くが効果の検証を受けたことがない。ＩＰＴは特定の技法を使うという点ではこれらのアプローチのいくつかと必然的に重複する。ＩＰＴを治療として定義づけるのは、対人関係戦略の一貫性と精神科的障害を病気として焦点にすることであり、特定の技法ではない。だが、ＩＰＴが用いない技法はある。

　ＩＰＴが最もよく比較される二つの精神療法は力動的精神療法と認知行動療法である。多くのＩＰＴ治療者はこれらのどちらかの背景を持つトレーニングを受けている。力動的精神療法に比べると、ＩＰＴは幼少期の体験よりもhere and now（今ここで）により焦点を置いている。ＩＰＴは面接室の中の治療関係ではなく面接室以外の場での患者の生活に焦点を当てる。ＩＰＴは夢や転移を解釈しない。ＩＰＴはうつ病やその他の精神科的症候群の症状を軽減するための手段として対人関係のパターンを変えるための、より体系化された、治療結果に焦点をおいたアプローチを用いる（Markowitz, et al., 1998）。

　ＩＰＴと同じく、ＣＢＴは期間限定であることが多く、さまざまな精神科的診断に適用される。ＩＰＴは対人関係における感情と行動に焦点を当てるのに対し、ＣＢＴはそのような状況で起こる不合理な思考（認知）に焦点を当てる。ＩＰＴが力動的精神療法に比べるとより構造化されているのであれば、ＣＢＴはＩＰＴよりもさらに構造化されており、その日の面接をアジェンダの設定から始めることが多い。ＣＢＴ治療者はホームワークを課す。ホームワークには、具体的な活動をすることと認知のリストを作ることなどが含まれる。対照的に、ＩＰＴでは対人関係問題領域（例えば、"役割をめぐる不和"）を限定された治療期間という枠組みの中で解決することが一つの大きな治療上の課題と考えられることを除いては、ホームワークは課さない。この説明が示すように、ＩＰＴは力動的精神療法ともＣＢＴとも異なっており、それらの中心となる技法の多くを避けている。

　ＩＰＴは「支持的精神療法」と呼ばれてきた。この、無定形であることが

多い、もともとは蔑称であった言葉は、かつて、病気が重すぎて転移の解釈に耐えられない患者に勧められた力動的精神療法のことを指していた。ＩＰＴは転移を含まないので、そういう意味では支持的精神療法である。支持的精神療法に対するより最近の定義（例えば、Novalis, Rojcewicz, & Peele, 1993; Pinsker, 1997）では、精神療法のいわゆる非特異的因子（J. Frank, 1971）を強調している。感情の解放、患者が理解されたと感じるよう助ける、強い治療同盟を築く、などである。この意味では、ＩＰＴは支持的精神療法の要素を含んでいるが、同時に特異的な対人関係の介入と戦略を含んでいる。それらを多くの支持的精神療法が用いる頻度ははるかに低く、はるかに体系的ではない。他の精神療法のどれも、問題領域に明らかな焦点を当てない。

患者の質問

▶ＩＰＴはどんなふうに効くのですか？

ほとんどの患者が、今までに一度も精神療法を受けたことがない場合には特に、知らない人と話すことがどのように自分の問題の助けになるのだろうかというもっともな疑問を持っている。患者には次のように言ってもよい。

> 精神療法は決して謎ではありません。精神療法では、治療者との信頼関係を作ります。治療者はあなたの味方で、あなたが言うことの秘密を厳しく守り、評価を下すような態度をとらず、あなたにとって何が正しくて間違っているかを決めたりもしません。対人関係療法では、あなたの気持ちと生活状況がどう関連しているかに取り組みます。これからのＸ週間で、あなたのうつ病につながっている、満たされていない望みや問題のある関係に取り組めるようにサポートしていきます。困った状況にある人間関係における自分の感じ方がいやでなくなり、関係や状況を変えるためにその気持ちをどのように利用したらよいかを判断できるようになるはずです。

▶どんな資格のある人が私の治療者になるのでしょうか？

　ＩＰＴは、うつ病患者の精神療法の臨床経験が少なくとも数年間はあるという精神科医や、臨床心理士、プライマリケア医師、精神科ソーシャルワーカー、精神科看護師、その他の専門家が用いるように作られている。

　上のように尋ねる患者には治療者の資格を伝えるべきである。通常、資格についての質問は治療状況についての不快感を反映している。初めのうちは、それまで治療経験がないほとんどの患者が、治療状況を不自然だと思うため心地よくは感じない。自分の不快感を直接話し合い、問題は助けを求めることの不快感だけではないのかを治療者と共に判断するよう、患者を励ますこと。治療者の資格が何であれ、患者は治療者に対して心地よさを感じる必要があるということを話して患者を安心させるべきである。別の治療者を見つける選択肢は常に残されているべきである。患者が別の治療や治療者を考えても治療者を侮辱することにはならないということを明らかにすること。同時に、他の治療者を紹介をするときには、患者が気にかけられていないとか拒絶されたと思うような無関心さを示さないことも重要である。

▶私は遅刻してもかまわないと思っていました

　予約時間に比較的意味のない、多くの患者が待っている込んだ外来に慣れている患者は、初めて精神療法を受ける場合に、時間通りに来ないことがある。そのようなケースでは、治療者は患者が精神療法に適応するように助ける必要がある。つまり、セッションは時間通りに始まって終わる必要があるということ、その時間はその患者のためにとってあることを説明するのである。ＩＰＴの限定された期間は、治療セッションの重要性を強調するのに利用できる。例えば、「もう９セッションしか残っていません」。時には患者は交通や託児という現実的な問題のために遅刻するかもしれない。これは話し合うべきである。しかし、遅刻を、病気と治療の価値についての患者の絶望感に結びつけたり、うつ病だとセッションに来ることが難しくなるという事実に結びつけるのも有用である。治療者は「気分がとても悪くて、眠っていなくて、気力があまりないときに、治療に来るのは大変ですよね」というよ

うな支持的なことを言ってもよい。

　こうすれば、治療に来ない背景となっているかもしれない抑うつ症状を患者のせいにしないですむ。もちろん患者の受診は、セッションでの話し合いが不安を引き起こしたりストレスフルだったりする場合に揺れ動くかもしれない。患者はまた、治療が役に立たないと感じていたり、人生はおそらくよくなってくるだろうから話し合いに時間を使いたくないと思ったりするかもしれない。これらの事柄を直接話し合うことは有用である。

▶家族が一緒に来てもよいですか？

　ＩＰＴは個人療法として作られたもので、一般にはそのように行われる。ほとんどのＩＰＴ治療者が個人療法家であり、夫婦療法や家族療法の経験が少ない。うつ病患者は、自分は治療という課題をこなすには不十分だと感じるので家族を関わらせてよいかと尋ねるのかもしれない。しかし予後はよいのであり、ＩＰＴに参加すれば、すべてを自分の力で改善したということを認めて治療を終えることができるのである。

　それでも、夫婦間の、あるいは親子の問題があるときに、患者と重要な他者の両方が希望している場合には、重要な家族（配偶者、親）に１回かそれ以上のセッションに参加してもらうことは役立つこともある。これらの合同セッションは、さらなる情報を得たり、重要な他者の協力を得たり、何らかの対人関係問題の解決やコミュニケーションを促進するために行ってもよい。夫婦不和を持つ夫婦に対しては、夫婦の両方が参加を希望する場合には、夫婦同席面接ＩＰＴが作られている（第23章参照）。患者は治療者に、家族が参加してもよいかどうかを気軽に尋ねるべきであり、治療者も家族に参加してほしいと頼んでもよい。特に初期のセッションではそうである。未成年の治療をするときには、親が関わるべきであり、治療に同意をしてもらい、しばしば初期のセッションに同席してもらう（第13章参照）。

　しかし、家族が参加する場合にも、守秘義務を侵してはならない。治療者は合同セッションで何を話題にして何を話題にしないかを、前もって明らかにしておかなければならない。つまり、患者とのセッションの内容を相手に話さないということ、相手と治療者が連絡をとったときには患者に報告し話

し合うということである。

▶別の治療を受ける必要があるのでしょうか？

　すべての患者にとってよいという治療は一つもない。ケースによっては、IPTを受けている間に患者が別の治療を必要とすることがある。例えば、別の種類の精神療法（例えばCBT）や向精神薬（IPTとの併用であってもなくても）である。これらの選択肢は治療の初めにオープンに話し合われるべきである。そうすれば、患者は治療の間に別のやり方について質問する許可を得たと感じる。精神科医の治療を受けていない患者にとっては、精神科医の診察を受けることは有用であろう。このように治療の選択肢を探ることは、IPTの医学モデルに一致するし、選択肢を探るということがIPTの中で実際に強調されることとも一致する。

　他方、うつ病患者の中には、すべての治療に懐疑的であるためにその質問をする人もいる。そういう患者には、治るまでは完全に信じられなくても、治る可能性は高いということを言って安心させるとよいかもしれない。12セッションか12週間の終わりに患者が最低でも50％の症状の減少か完全な寛解をしていなければ、別の精神療法か薬物療法の追加（あるいは薬物の変更）を考慮するべきである。

▶治療が終わる頃には自分でやっていけるようになるのでしょうか？

　患者は、期間限定の精神療法の間にはこの心配を最もしがちである。しかしうつ病患者（そして時にはその治療者）は、自分の能力を過小評価していることが多い。患者は、特に治療が役に立った場合には、治療者の導きなしに機能することが難しいと思っているかもしれない。患者には、治療者への依存は焦点化され限定されているということを伝えてもよい。治療者は患者が自分自身の力と能力を認識するのを助ける。患者の気分がよくなり始めて、対人関係問題にうまく対処し始めたら、治療者を頼る気持ちはいくらかなくなるだろう。しかし、治療が終わるときには、追加の（別の）治療の選択肢は常にある。

▶治療を早く終わらせたくなったら？

　患者が早く終結したいと思うのは、治療契約について治療者と意見が一致していないためかもしれない。患者は、治療を続けることは怖いと感じているのかもしれない。あるいは、患者は問題はうまく解決したと信じているのかもしれない。ここでは率直な話し合いがとても役に立つ。次のような質問をすること。

- 治療を早く終わらせたいと思うのであれば、あなたがなぜそう思うのかを考えてみましょう。
- もううつが治ったのですか？
- 直面するのが苦しすぎる、あるいは恐ろしすぎることがあるのですか？
- 私たち二人の間に、まだ話し合っていない問題がありますか？
- ＩＰＴは自分に合わないと感じていて、別の治療を考えるべきだと思っていますか？

　治療者は、一番の目標は患者の気分がよくなるように助けることであって、その人を治療に縛りつけることではないということを指摘するべきである。

▶私のうつ病は生物学的なものなのでしょうか？

　うつ病の生物学的な根拠が一般メディアに取り上げられるようになるにつれて、患者が病気の原因について次のような質問をすることが増えてきた。「私のうつ病は化学物質のアンバランスが原因なのでしょうか、それともストレスフルな結婚生活が原因なのでしょうか？」うつ病が生物学的なものなのか心理的なものなのかは、的外れな議論である。患者には次のように言ってもよい。

　　すべてのうつ病が生物学的な要素を持っています。うつ病は、睡眠、食欲、気力、集中力の変化と関連しています。うつという気持ちは脳の化学物質を反映しています。また、遺伝的にうつ病になりやすい人

がいるということもだんだんわかってきましたが、いずれにしても、すべてのうつ病が心理社会的な状況で起こるという事実を変えるものではありません。人の気分というのは、他人との関係の変化によって、著しく変わりうるのです——あなたの場合は、今まで話してこられたご夫婦間の不和によってです。研究からわかってきたことは、ストレスフルな生活上の出来事が、遺伝的にうつ病になりやすい人の発症のきっかけになりうるということです。

　私たちは遺伝子を変えることは大してできませんし、遺伝的ななりやすさについては正確なことがはっきりしているわけではありません。でも、ストレスフルな生活状況を見つけて対処するために精神療法によってできることはたくさんあるのです。うつ病は通常、薬物療法や精神療法、あるいはその組み合わせによく反応します。生物学的なことと心理社会的なことは緊密に関連していて、お互いから切り離すことが難しいのです。それが、なぜ精神療法と薬物のどちらもが、とても生物学的に見える症状（例えば、食欲の低下）にも、より心理的に見える症状（例えば、罪悪感、低い自尊心）にも効くのかという説明になるでしょう。神経画像研究からは、精神療法はあなたの脳の化学物質を変えることがわかっています。つまり、生物学的な治療なのです。

＊（ＩＰＴの神経画像研究については、Brody, et al.［2001］、Martin, Martin, Rai, Richardson, & Royall［2001］を参照している。）

▶私の子どももうつ病になるのでしょうか？

　うつ病が家族の問題であるということに疑問の余地はほとんどない。うつ病の親を持つ子どもは、うつ病になったことのない親の子どもに比べて、うつ病になるリスクが２〜３倍ある。別の言い方をすれば、うつ病になる平均確率は３％であるが、うつ病の親を持つ子どものリスクは６〜９％である。この情報のよい部分は、ほとんどの子どもはうつ病にならないということである。家族内でうつ病がどのように伝わるのかというメカニズムはわからない。それが遺伝子によるのか、学習によるのか、ストレスなのか、それらの

組み合わせなのか、ということはわかっていない。患者には次のように言うとよい。

> あなたがうつ病で、お子さんも同じような問題を持っているようなら、それに注意を向け、真剣に受け止め、お子さんとそのことを話し合い、お子さんを助けてくれる人を見つけてください。あなたの症状が改善すると、お子さんにもよい影響があるということが、研究からはよくわかっています。例えば精神療法によって、ストレスフルな出来事を解決したり、よりよい対処ができるようになると、あなたも、あなたのご家族も、うつ病になるきっかけを減らしたりなくしたりしていくことができるでしょう。

　ＩＰＴのモデルと一致するが、子どもがうつ病になるリスクは、患者のうつ病そのものと同じように、患者のせいではないということを強調することは大切である。うつ病は医学的な病気であって、高血圧や関節炎と同じように、家族内で伝わる傾向がある。また、今では患者に、患者のうつが寛解すれば子どもの症状にもよい効果があるということを伝えることができる(Weissman, Pilowsky, et al., 2006)。

▶アルコールや薬物についてはどうでしょうか？

　うつ病とアルコール乱用が併存する割合は、特に男性のうつ病においては高い。うつ病患者は、治療に来る前にさまざまなやり方で症状を軽くしようとすることがあり、アルコールは魅力的な解決法である。短期的には、アルコールは不安を減じ、気分を改善し、眠る助けとなり、苦しい思い出や不安を鈍化する。患者には次のように言うべきである。

> アルコールは短期的にはよい感じがするでしょうが、うつ病には、そして、長期的には悪いことです。最初は気分も睡眠も改善されることがありますが、時がたつとアルコールのせいで睡眠が妨げられ、気分も落ち込んできます。ものごとに対処する能力も低くなってしまい

> ますし、家庭や職場でさらなる問題を起こしますし、治療の妨げになり、自殺のリスクも高めるのです。結局、うつ病とアルコール依存という二つの問題を抱えて終わる、ということにもなりかねません。

　最初に病歴を聴取する際に重要なことは、薬剤とアルコールの使用について聞くことである（第2章参照）。患者に、アルコール、薬物、処方薬の使用について聞くこと。患者が抗うつ薬や他の薬剤も飲んでいるのであれば、アルコールの影響を増強しているかもしれない。重度の、あるいは慢性の物質使用患者は、抗うつ薬治療を始める前に、あるいは抗うつ薬治療と同時に、解毒（detoxification）が必要かもしれない。ＩＰＴ治療者としての目標は、コミュニケーションを改善し、酒瓶に手を伸ばして内向きに引きこもる傾向を、健康な対人関係反応に置き換えられるよう助けることである。

▶私のうつ病は治らないのでしょうか？

　急性抑うつ症状の患者は絶望を感じるものである。次のように言うとよい。

> 　急性のうつ病のときには、症状が永遠に続くと感じることがよくあります。しかし、適切な治療を行うと、半分以上の例で、反応があります。50％の患者さんが4〜6週間で症状の改善をみます。睡眠と食欲の問題が改善し始めると、気分もよくなってきたと感じるようになります。うつ病に効果がある治療にはたくさんの種類のものがあります。ＩＰＴはその一つに過ぎません。ＩＰＴでよくなると約束することはできませんが、よくなる可能性はとても高いです。そして、もしもＩＰＴでよくならなかったら、他のタイプの精神療法もありますし、役に立つ薬もいろいろとあります。ですから、一つの治療がうまくいかなかったとしても、試してみることができる他の選択肢はたくさんあるのです。治療が効果を示すのには時間がかかります。うつ病の絶望感のために、治療を続けるのをやめないでください。予後は実際によいのですから、絶望感はとても誤解を与える症状なのです。

▶ **自殺したくなったら？**

ほとんどのうつ病患者が苦しんでおり将来に絶望を感じているため、自殺を考えることはよくある。自殺はうつ病のリスクの中で最も大きいものである。自殺の考え、計画、試みは最初の評価のときに聞くべきことであり、必要があれば治療の間、直接追っていくべきである。

> うつ病の症状は圧倒的で、生活のあらゆる部分を侵すことがあります。自分の人生はコントロール不能になったと感じるものです。自殺の考えはうつ病の症状です。あなたは、人生は生きるに値しないと感じ、死にたいと思い、もしかしたら自殺のことを考えているかもしれません。このように感じたら、私に教えてください！　その気持ちが強くなったら、面接や電話でもっと頻繁に連絡をとりましょう。
>
> そして、実行しないでください！　自殺はうつ病のリスクの中で最も大きいものです。あなたはよくなるまで生きていなければなりません。うつ病がよくなってくれば、人生は生きる価値があるとまた感じるようになるでしょう。うつ病が治った人は、自殺したいと思いませんし、あなたが治療によってよくなるという可能性は実際にとても高いのです。

▶ **うつ病はＩＰＴが終わると再発するのですか？**

うつ病エピソードから回復したほとんどの患者は、再燃や再発をするのではないかということを心配する。これは期間限定の治療においては特にそうである。うつ病エピソードのあった人の30〜40％は、二度とうつ病にならない（Judd, et al., 1998）。しかし人生の中で、ほとんどの患者が、通常はライフイベントに直面して再発をする。ＩＰＴの間に患者を教育しておくことで、再発を引き起こす状況を理解し予測し、それに対処する方法を見つけたり、早期の治療を求めたりすることができるようになる。再発防止についての情報は増えており、うつ病へのなりやすさは高血圧・喘息・高コレステロール・心疾患といった身体的な病気へのなりやすさと同じ種類のものである

ということを患者に伝えてもよい。次のように言うとよい。

> またうつ病が起こるリスクと、そうなる状況について話し合っておきましょう。そして、うまくいけば、そういう状況になっても、症状という結果が出る前に対処できるでしょう。治療を終えるときには、うつ病の初期症状にも詳しくなっているはずです。（それが、私たちがハミルトン抑うつ評価尺度を繰り返す理由の一つです。）あなたが将来うつ病になったとしても、それは治療可能な病気であって、あなたのせいではなく、他の身体の病気と同じように、ただ治療に戻る必要があるだけだということを覚えておくことが大切です。

大うつ病エピソードが複数回あった患者は、さらなるエピソードが起こるリスクが高い。ＩＰＴはうつ病に対する維持治療として効果が示されている（第11章参照）。したがって、急性期のＩＰＴの効果はあったが、なお再燃や再発の可能性が高い患者にとっては、ＩＰＴを続けることが一つの選択肢となる。

第Ⅱ部

第10章　ＩＰＴの修正の概観

　急性うつ病エピソードの治療としてのＩＰＴの成功は、他の気分障害や気分障害以外の障害と診断された患者に向けて、また異なるフォーマットへと、ＩＰＴを修正し検証することにつながった。修正された治療のすべてが、すでに述べられたＩＰＴの一般原則に従っている。いくつかは独立したマニュアルに詳述されており、対象とする特定の障害、年齢層、治療フォーマットに合わせた、通常は小さな修正が述べられている（マニュアルについては文献を参照）。ここでは、それらの修正の要約をしておくことにする。考慮すべき事柄には、時間（治療期間）、経験、実証的裏づけがある。関心のある修正については、DSM－Ⅳの診断基準を改めて見ることをお勧めする(American Psychiatric Association, 1994)。

時　間

　急性うつ病性障害に対するＩＰＴの研究は12～16回のセッションを週1回ずつという時間をあらかじめ決めて行う。この時間、あるいは「用量」は、その後のいくつかの修正では変更されてきた。ほとんどの精神療法について言えることだが、ＩＰＴの理想的なセッション数はその他の要素と比べてほとんど検証されてきていない。実際の臨床では、休暇や、治療の後半になって起こった予想外の出来事などに合わせて、いくらかの柔軟性を持つのが道理に合っているだろう。それでもＩＰＴでは何らかの制限時間を決めて守ることが重要である。時間のプレッシャーが、治療を前に進める力となる。

> 経　験

　この本を読めばすべての診断のすべての患者を治療者として治療できるようになるわけではないし、今までにグループ療法を一度も行ったことがないのであればIPTをグループで行えるようになるわけではない。特定の診断をされた患者を効果的に治療するためには、IPTを学ぶだけではなく、修正の対象となる患者を扱った経験がなければならない。思春期のうつ病患者を治療するためには、摂食障害の患者を治療するためには、あるいは境界性パーソナリティ障害の患者を治療するためには、治療者は精神療法的アプローチだけでなく、その臨床的特徴を知っていなければならない。同じように、（夫婦）同席面接やグループIPTで患者を治療したければ、これらの治療形態についての経験を持っているべきである。

> 実証的裏づけ

　修正のそれぞれについての実証的裏づけはさまざまであり、新しい研究が行われれば変わっていくだろう。読者のガイドのために、私たちはそれぞれの修正に対する実証的基礎の強さを評価する簡略な尺度を作った。

| ＊＊＊＊ |（四つ星）| IPTが対照群に比べて優位であることを示した少なくとも二つの無作為割り当て比較対照試験（RCT）において検証されている。これは一般に治療ガイドラインに含められる資格がある治療ということになる。大うつ病性障害に対するIPTがそうである。
| ＊＊＊ |（三つ星）| 少なくとも一つのRCTにおいて検証されている。あるいは、効果が確立した治療と同等であることが示されている。
| ＊＊ |（二つ星）| 一つ以上のオープントライアルあるいは少数例（12例未満）のパイロット研究において有望な所見。
| ＊ |（一つ星）| 研究中あるいは未検証。
| 　 |（星なし）| ネガティブな所見（IPTは対照群に比べて優れていないという結果）

第11章　うつ病の維持治療

　ＩＰＴは短期間の期間限定治療として作られた。ＩＰＴを用いて大うつ病エピソードを解決するのには12〜16週間かかる。問題がそこで終わればすばらしいが、残念ながらそうでないことが多い。初めての大うつ病エピソードから寛解した患者でさえ、どこかの時点で再燃や再発をする可能性に直面する。複数回のエピソードを持つ患者は、薬物の維持治療を受けない限り、また再発することがほぼ確実である（Judd, et al., 1998; Judd and Akiskal, 2000）。

　成功したＩＰＴの終結期にはうつ病が再発する可能性について話し、再発したときには、それは患者の落ち度ではなく再発の可能性のある病気が戻ってきただけだということを話しておくべきである。そのような状況になったら患者はさらなる治療を求めるべきである。患者のうつ病エピソードがまだ一回だけで、残っている症状がほとんどなければ、そうアドバイスして患者を家に帰すのが適切だろう。患者は人生のどこかの時点でまたうつ病エピソードを体験する可能性があるが、二度と起こらないかもしれないし、長い間起こらないかもしれない。

　患者が複数回のうつ病エピソードをすでに経験していたり、ＩＰＴで改善はしたがまだ高いレベルの残遺症状があるという場合には、再燃の高いリスクがあり、予防的介入について終結の中で話し合うべきである。薬物療法が最も注意深く研究されてきており、大うつ病性障害の再燃について最も一貫した予防効果を示してきている。しかし、認知行動療法（ＣＢＴ）とＩＰＴも再発予防効果があることが示されている。したがって、維持ＩＰＴ（ＩＰＴ－Ｍ）は治療を継続する際に考慮されるべき選択肢である。

　反復性うつ病の他、維持ＩＰＴを考えるべき患者としては、妊娠中と授乳中の女性がいる。薬物療法が不可能であったりベストな選択肢ではなかった

りするが、ＩＰＴを受ければ再燃の可能性が下がる。薬物に耐えられないであろう高齢うつ病患者と、再発歴があるが薬を飲みたくない患者も、維持治療の候補者である。継続治療としての週１回６ヵ月間のＩＰＴ（あるいは維持治療としての月１回３年間のＩＰＴ）の有効性のエビデンスはかなり強い。

繰り返された研究の結果、ＩＰＴは大うつ病性障害から患者が寛解するのを助けるだけでなく、維持ＩＰＴを行うと、月１回という低頻度であっても、再燃のリスクがとても高い患者でさえも正常気分を維持したり、うつ病エピソードの再発が防がれたりすることが示されている（Frank, et al., 1990; Frank, Kupfer, Wagner, McEachran, & Cornes, 1991; Reynolds, III, Frank, Dew, et al., 1999; Reynolds, III, Frank, Perel, et al., 1999）。

エビデンスレベル **** ＩＰＴが対照群に比べて優位であることを示した少なくとも二つの無作為割り当て比較対照試験（ＲＣＴ）において検証されている。（例外は、70歳以上のうつ病患者において、月１回の維持ＩＰＴは薬物療法ほど効果がなかったということを示した研究である［Reynolds, III, et al., 2006］）。

修　正

維持ＩＰＴは、ほとんどの点で急性期治療としてのＩＰＴに似ている。焦点は対人関係機能と、ライフイベントと関連した気分に当てられたままである。

1. **期間限定と頻度**：維持ＩＰＴは慢性の治療ではあるだろうが、それでも治療者と患者の間の期間限定の契約として計画される。維持ＩＰＴは、６ヵ月間の毎週のセッションとして（Klerman, DiMascio, Weissman, Prusoff, & Paykel, 1974）あるいは３年間の毎月のセッションとして、主に検証されてきた。実際の臨床での頻度は、患者と治療者が適切だと思うことに応じてさまざまである。維持ＩＰＴは急性期ＩＰＴの毎週のスケジュールを続けてもよいし、決められた年数、２，３，４週間おきにセッションを行ってもよい。その期間の終わりには、治療者と患者は再び治療の再交渉を行うべきである。
2. **焦　点**：急性期のＩＰＴとは異なり、維持治療は患者が急性の病気で

ないときに始まる。維持治療の目標は、急性エピソードの症状を減じることではなく、残遺症状を最小限にし、他の症状が再発しないように予防することである。セッションの中では、症状の再発や、発症に関連していたと思われる問題の再発をチェックしていく。患者と治療者は急性期の治療に一緒に取り組んできたので、急性期の治療のテーマは通常続く。急性期に始めた"役割をめぐる不和"や"役割の変化"などへの取り組みを完了することもできるかもしれない。

　維持治療が数年続く場合、新たな出来事が起こって新たな対人関係焦点が起こることもありうる。以前は"役割をめぐる不和"に取り組んでいた患者が、愛する人が亡くなって死別を経験するかもしれない。維持ＩＰＴの一つの側面は、環境が要求するがままに焦点を移す柔軟性である。焦点が何であれ、全般的なテーマは同じままである。すなわち、

- うつ病は患者の落ち度ではない治療可能な病気である。
- 対人関係状況は気分に影響を与え、気分は対人関係状況に影響を与える。
- ＩＰＴでは、患者が感情と生活状況の関係を認識し、人生がよりうまくいくように、それらの気持ちを対人関係状況において表現するスキルを身につけるのを助ける。

3. **地固め**：うつ病への治療によく反応した患者は、気分がよくなっても、気分のよさはもろいものだと感じることが多い。患者を無力に、絶望的に、無価値に感じさせたうつ病エピソードのあと、自信が本当につくのには何週間も何ヵ月もかかることがある。新しいソーシャルスキルを心地よく使えるようになるためには、もっと実践する必要があるかもしれない。それは、これらのスキルが急性期の治療のあとの１年間に育つという研究結果に反映されており（Weissman, Klerman, Prusoff, Sholomskas, & Padian, 1981）、維持ＩＰＴの中で時と共に見かけのパーソナリティ特性が消えていくということにも反映されている（Cyranowski, et al., 2004）。したがって、維持治療は治療における最初の成長をさらに進め、自分の能力を試し社会状況において適切なリスクを冒すよう患者を励ます時期である。

4. **技　法**：維持ＩＰＴは、第８章で述べたのと同じ技法を用いる。

症例	話すのには時間がかかる

　ロジャーは、著名なオーケストラで演奏する34歳の独身の男性バイオリニストであるが、3回目の大うつ病エピソードで受診した。それは、重要なオーディションでのパニック発作のあとに起こった。彼は、このオーディションによって、自分の職業の最も高い地位に達することを望んでいたが、ぼんやりして、立ちすくんでしまい、曲を忘れてしまった。そして2週間、恥と恐怖のために自分の部屋に引きこもってしまった。彼には抑うつ気分と不安があり、不眠と食欲不振があり、社会的に引きこもっており、極端な自己批判をしており、無力感、絶望感、無価値感があり、消極的な自殺念慮があった。ハミルトン抑うつ評価尺度は28で、反復性の大うつ病性障害、社会不安障害、回避性パーソナリティ障害の診断基準を満たした。「音楽は僕の人生だ」と彼は言ったが、この1ヵ月間、落ち込みがひどくバイオリンを弾けなかった。

　ロジャーは慢性的に内気で社会的に孤立した人間であり、最も親しい関係は母親であった。彼の母親は、独身で、芸術的なうぬぼれが強く、支配的なステージママであり、彼は母親と一緒に住んでいた。彼は母親が自分の人生をコントロールすることに慣っていると同時に、母親に依存してもいた。彼が勇気を持ってトライした数少ない恋愛関係を、母親は邪魔した。以前の2回のうつ病エピソードは、21歳で音楽学校を卒業したあとと、25歳のときにフィアンセになるかもしれない女性の前で母に侮辱されたあとに起こっていた。それぞれのエピソードは、薬物療法に反応していた。

　ＩＰＴの12週間のコースは、彼の仕事における"役割の変化"に焦点を当てた。治療者の励ましによって、ロジャーは別のオーディションに向けて準備を始め、探した。今度はうまく演奏でき、望んだオーディションに合格した。彼と治療者は問題のある人間関係について話し合った。その中には、有名で厳格な指揮者から批判される恐れ、同僚と関わることの困難、母親に対する敬意を伴うアンビバレンスがあった。彼は急性期の治療において趣味を増やしたが、新しい人間関係はほとんど作れなかった。それにもかかわらず、ハミルトン抑うつ評価尺度のスコアは8

に下がった。

　治療者は急性期の治療において得たものについてロジャーを祝ったが、ロジャーのうつ病が反復しているため、再発のリスクがあり、将来のうつ病エピソードを避けるために維持ＩＰＴが役に立つかもしれないと提案した。彼らはさらに2年間の月1回の治療の契約をした。さらなる治療では、キャリアを前進させるだけではなく対人関係にもっと取り組めるであろうと考えた。最初に取り組んだのは、職業的な状況における人との関わりの居心地の悪さであった。ロジャーは、指揮者が自分のことをあまり好きではないと信じていたため、オーケストラにおける自分の地位について不安なままであった。ロジャーと治療者はこの不安をうつ病と社会不安の症状として話し合った。数ヵ月間にわたってかなりのロールプレイをしたのち、彼は著名で傲慢な大指揮者と会う約束をした。驚いたことに、ロジャーが自分の出来についての心配を表現したところ、その偉大な男は親切に、支持的に反応してくれた。この成功体験によって、ロジャーは同僚の音楽家と一緒にいるときにもいくらかリラックスすることができるようになり、時には彼らと共に飲みに行くことすらできるようになった。この活動は、しかし、彼の母親の怒りを引き起こした。

　維持治療の2年目には、ロジャーの気分は安定しており、不安も軽減していた。仕事においては前よりも心地よく感じていたが、今、35歳になって、恋愛関係を持ちたいと思っており、それは母親との間に境界を設定するということを意味していた。彼はジニーに会った。彼が好きなフルート奏者であった。が、彼女を母親に会わせるために家に連れていくのは怖かった。治療の焦点はロジャーと母親のくすぶっている"役割をめぐる不和"に移った。これはロジャーにとって落ち着かない時期となり、その後の6週間、より頻繁な隔週のセッションを求めた。治療者は同意した。

　これらのセッションにおいて、ロジャーは母親に逆らうことについての怒りと、彼が母親を失望させたら母親は彼を見捨てるか心臓発作を起こして死ぬのではないかという恐れを表現した。彼は母親とはほとんど議論をしようとしておらず、一度も勝ったことがなかった。治療者は母親の自己中心的で抑圧的な行動に対するロジャーの怒りを正当なものだ

と言い、その状況を母親と話し合うためのオプションを探った。彼は人間関係について母親と直接話し合ったことがなかった。「お母さん、僕にはもう恋人がいてもよい時期だよ。お母さんは邪魔をすべきではないよ。それは、お母さんを愛していないという意味ではないんだよ」と言うことに決めた。彼は母親に直接言うことを躊躇したが、ついにやった。母親はかんしゃくを起こしたが、これは治療において予想されたことであり、ロジャーは踏みとどまることができた。母親は最終的には折れ、彼はジニーとの関係を続け、ついには家に連れていき母親に会わせた。

　彼は生き延びた。ロジャーは２年間の維持ＩＰＴのあとにも気分が安定しており、ハミルトン抑うつ評価尺度は最後の６ヵ月間には５以下を推移した。彼はさらに２年間の隔月の維持ＩＰＴに再契約し、その間に婚約し、結婚し、母親のアパートから転出した。彼は何人かの友達を作り、仕事でも成功していた。彼はもはや大うつ病性障害の診断基準も不安障害の診断基準も満たさなかった。

第12章　妊娠中、流産後、産後のうつ病

> 概　観

　妊娠は無条件に幸せなときだという考えは神話である。妊婦の10％は大うつ病性障害を経験する。そしてその多くは産後まで継続する。妊娠の合併症や流産は、慢性のうつ病へとつながりうる。マタニティブルー（つまり、出産後6ヵ月以内に起こる軽度の抑うつ症状）はとても多いので正常と考えられている。しかし、これらの憂うつが長引き、機能を損ね、治療を必要とすることがある。この時期にうつ病になりやすい危険因子には、うつ病の既往歴あるいは家族歴、慢性の夫婦・家族・経済問題、児童虐待の経験、若齢、妊娠中の身体的合併症がある。

　うつ病を適切に治療することは、母親の健康のためだけでなく、生まれた子ども、そしてその家のその他の子どものためにも重要である。母親のうつが母子の愛着関係を損ない、のちに子どもの認知・感情の発達を阻害することもあるということについては、かなりのエビデンスがある。妊娠中にうつ病だった母親の子どもは運動機能が落ち、行動障害、低出生体重、早熟を示す（Grote, Bledsoe, Swartz, & Frank, 2004）。妊娠は健康問題への介入のよい機会である。妊婦検診を受けていれば、そして、出産と産後には間違いなく、妊婦はヘルスケアシステムの中にいるからである。

　胎児に害を与える可能性を避けるために周産期のうつ病に対して薬物療法に代わる治療法へのかなりの関心が持たれてきた。うつ病の女性には治療が必要であり、妊娠中に自然に寛解することはあまりない。コーエンら（Cohen, et al., 2006）は、妊娠中のうつ病女性が妊娠中に薬物療法を中断すると再発や

再燃のかなりのリスクがあるということを示した。しかし、フランクら(Frank, et al., 1990)は重度の反復性うつ病の女性であっても月1回の維持ＩＰＴ（ＩＰＴ－Ｍ）で、妊娠の期間中薬物療法なしに維持することができるということを示した。

抗うつ薬が妊娠中の胎児と授乳中の子どもに与える影響への懸念から、妊娠中と産後授乳中の女性は抗うつ薬の治験から除外されてきた。授乳中の子どもに対する母親の抗うつ薬の使用の影響ははっきりしていないが、アメリカ小児科学会では、ほとんどの抗うつ薬について、授乳中の母親が使用することに「懸念あり」としている。

エビデンスレベル ＊＊＊ 妊娠中のＩＰＴ：少なくとも一つのＲＣＴにおいて検証されている。あるいは、効果が確立した治療と同等であることが示されている。

エビデンスレベル ＊＊ 流産後のＩＰＴ：一つ以上のオープントライアルあるいは少数例のパイロット研究において有望な所見。

エビデンスレベル ＊＊＊ 産後のＩＰＴ

修　正

妊娠中、流産後、産後のうつ病に対するＩＰＴの修正は最小限である（Spielli & Endicott, 2003; O'hara, Stuart, Gorman, & Wenzel, 2000; Neugebauer, Kline, Bleiberg, et al., 2006; Nergebauer, Kline, Markowitz, et al., 2006）。通常のＩＰＴの問題領域は、この時期の女性にうまく合っている。子どもの誕生は大きな"役割の変化"であり、家族の不和を起こすことがある。流産は"悲哀"のときである。修正は以下のものである。

1. **うつ病の症状と、正常の妊娠の症状とを区別する**：うつ病の症状と妊娠・産後関連の症状とは重なる部分がある。特に、易疲労性、食欲変化、気力低下、睡眠障害である。これらの症状が妊娠の正常な結果なのか、うつ病なのかを鑑別することは有用である。症状を検討する際に、症状が妊娠の前に始まったのか、妊娠中に始まったのか、産後に始まったのかということを見ること。出産後の軽度な症状については、母親

としての機能に与える影響を判断し、どのくらい続いているか、うつ病の既往歴があるかどうかを判断すること。
2. **対人関係質問項目**：エピソードのきっかけを判断するためにも、その女性の気持ちを、妊娠について、赤ん坊について、父親が果たしている役割について探り、望まれた妊娠なのか、どのようなソーシャルサポートがあるのか、誰が家に住んでいるのか、他の子どもたちは何歳か、を聞いていくこと。今までの男性関係や妊娠・出産歴を、過去の流産、妊娠することの困難、体外受精の有無を含めて聞くこと。対人関係質問項目は変わらない。
3. **時間の柔軟性**：妊娠の時期によっては、治療のタイミングと期間をいくらか調整する必要があるかもしれない。柔軟性のある治療者は、女性が治療を受けに来た妊娠のステージ、出産予定日、他の家族的責任を考慮に入れるべきである。出産の頃と産後の短期間には治療を休む必要があるかもしれない。他方、患者のうつが重度のままで出産のための産科入院中にも電話をかけたり会ったりすることが可能であれば、そのようなコンタクトは治療同盟を強固にし、危機となりうる時期に安心をもたらす。ＩＰＴも含めて、電話で精神療法を行うことについては支持する相当の所見がある（第23章参照）。

　患者が同意し、役に立つと思われるときには、妊娠中と産後に、赤ん坊と母親のケアをする大きな役割を果たす家族のメンバーを治療に加えることが適切な場合がある。

　子どもが生まれたあとには面接の回数を減らしたり電話を使ったりして、治療セッションに来ることが母親のさらなる負担とならないように、考慮してもよい。他方、患者の中には治療セッションに来ることが、圧倒的に思われる育児責任からの解放になるといって歓迎する人もいる。

　妊娠中・産後のうつ病の症状を防いだり減じたりすることが母親と子どもの双方に与えるプラスの影響の可能性は、ＩＰＴのいくつかの修正につながった（Grote, et al., 2004）。うつ病の既往や乏しいソーシャルサポートゆえに大うつ病性障害のリスクが高かった妊婦において産後のうつ病を減じるかどうかを、通常の治療と4セッションのグループＩＰＴで比較したパイロット研

究は成功した（Zlotnick, Johnson, Miller, Pearlstein & Howard, 2001）。4回のＩＰＴセッションは、マタニティーブルーについての心理教育を提供し、出産に関連する"役割の変化"とそれに対処する方法について話し、最終セッションでは、"不和"を見つけて対処することに焦点を当てた。

　流産後の、診断基準に達しないうつ病女性に対するＩＰＴ短期電話バージョンの適用も成功している（Neugebauer, Kline, Bleiberg, et al., 2006 ; Neugebauer, Kline, Markowitz, et al., 2006）。これを拡大解釈すると、ＩＰＴは大うつ病性障害の診断基準を満たす流産後の女性への合理的な介入となると考えられる。ここでも同じ事柄が当てはまる。つまり、妊娠は望まれたものだったのか。その女性と子どもの父親、および他のソーシャルサポートとの関係はどうなのか。流産は彼女にとってどういう体験だったのか。彼女は罪悪感を抱いているのだろうか。赤ん坊と共に生きる人生をどのように考えていたのか。女性の喪失感は、流産が妊娠早期（20週頃の胎動よりも前）か、胎児が蹴るのを感じていたか、自分の身体の変化に気づいていたか、子ども部屋の用意を始めていたか、などに関連する。したがって、流産のタイミングについて知ることは役に立つ。

問題領域

　ＩＰＴの問題領域は、容易に妊娠中、流産後、産後のうつ病に適用できる。

- **悲　哀**：悲哀反応は流産や死産によるものもある。流産や死産、誕生後間もなく亡くなった子どもを持つ母親は、他の死に対するのと同じような喪のプロセスを経るようにサポートしなければならない。そのようなケースでの"悲哀"は、過去だけではなく思い描いていた未来、子どもと共に望んでいた人生をも伴うことが多い。
- **役割をめぐる不和**：産後は、女性が新生児のケアを始める中で多数の"役割をめぐる不和"をもたらすことがある。特に彼女が疲れていたり圧倒されていたりするときには、そうである。これは、妊娠が望まないものであったり、パートナーがいなかったり協力的でなかったりする場合には特に起こりやすい。子どもの世話をするために仕事をやめなければな

らなかった女性にとっては、自立と収入についての不和も起こるかもしれない。仕事をやめることに関して不和が起こらない場合でも、その変化は多くの女性にとって難しい"役割の変化"になる。不和は、新生児に嫉妬し、母親の注目を失ったことへの怒りを感じる他の子どもたちとの間に起こるかもしれない。

- **役割の変化**：妊娠と産後の時期は"役割の変化"である。特に最初の子どもの場合はそうである。その変化には、外部の仕事の役割をあきらめることや、時間や収入がなくなることも含まれる。
- **欠　如**：他の時期と同じく、"対人関係の欠如"の患者は、この時期に大きな困難を抱えうるし、子どもを育てることの負担をやりくりするために家族や友人や公的な福祉関係からのサポートを得ることに、特別な援助を必要とするかもしれない。しかし、妊娠と出産は、本質的に、対応しなければならない新しい人間関係を患者に与えるものであり、他の、より好ましい対人関係の問題領域が治療焦点とし持ち上がってくるはずである。
- **複雑化した妊娠**：スピネリ（Spinelli, 1999）は五つめの問題領域を見出した。レイプや、併存するＨＩＶなどの病気、予定していなかった妊娠やタイミングの悪い妊娠、先天異常を持って生まれた子どもなどのケースにおける「複雑化した妊娠」である。治療者は、これらの状況がどういう影響を与えるかに敏感であるべきであり、そういう状況についての知識を有しているべきである。通常のＩＰＴの問題領域が、これらの妊娠関連の出来事に適用される。

第13章　思春期と子どものうつ病

> 思春期

● 背　景

　過去20年間の文化横断疫学研究からは、大うつ病性障害は早期に発症し、しばしば思春期に、特に女子に発症するということがわかった。思春期のうつ病を治療せずにおくと、かなりの医療費に加えて、学校からのドロップアウト、10代の妊娠、自殺企図、物質乱用などの重大な問題につながっていく。思春期に始まったうつ病は、成人期まで続いたり、再発したりすることが多い（Weissman, et al., 1999）。

　思春期のうつ病は、あまりにも治療されていない。アメリカでメンタルヘルスの問題を持っている思春期の子どものうち、何らかのメンタルヘルス・サービスを受けているのは3分の1以下なのである。近年では、学校内クリニックが、精神的・身体的健康問題を持つ子どもたちのための重要な治療環境として登場し、いくつかの臨床研究がそのような環境で行われてきた。IPTは、学校内クリニックで検証され、そのような状況の制約に対応できるよう修正されてきた。この年齢層に対する薬物療法についてはさまざまな議論がある現状では、精神療法は思春期のうつ病に対して重要な治療である。

　思春期には、大うつ病性障害、気分変調性障害、双極性障害、特定不能のうつ病を含めて、DSM−Ⅳのうつ病性障害のいずれも起こる。DSM−Ⅳの診断基準は思春期のうつ病を診断するのにも用いることができる。唯一の違いは、抑うつ気分よりもイライラした気分が優勢であることだろう。思春期はまた、大人よりも外部の状況やストレスに反応しやすく、一過性の急性う

つ病エピソードを経験し、数日で解消することもある。しかし、そのような一過性のエピソードであっても過小評価すべきではない。それらは現在の生活や対人関係状況の中で揺れ動くが、健康を損ねることにもなりうる。

　思春期のうつ病は、成人や高齢者よりもはるかに自殺企図のリスクが高い。それらは死ぬことよりも注目を引きたい気持ちを反映していることもあるが、深刻になりうるし、致命的になりうる。思春期のうつ病は、生涯にわたって再発しやすくなる傾向があるため、また、心理社会機能を深刻に損ねる傾向があるためにさらに重大である。特に発達上重要な教育上の課題や人間関係の課題が起こったときに未治療のままだと、その機能障害は深刻となる。

　治療を受ける患者になることは、多くの人にとって不快な役割であるが、思春期においては特にそうである。若い患者がまだ耐えられるのは、決まった回数のセッションを受ける必要がなく、必要なときに受けられる短期治療である。

エビデンスレベル ***　少なくとも一つのRCTにおいて検証されている。あるいは、効果が確立した治療と同等であることが示されている。

●修　正

　IPTを用いて思春期の患者を治療する治療者に必要とされる条件は、思春期のうつ病を治療した経験があり、IPTを行った経験があることである (Mufson, Pollack Dorta, Moreau, & Weissman, 2004; Mufson, Pollack Dorta, Wickramaratne, et al., 2004)。IPTの治療者は一般にリラックスした、うちとけた姿勢をとるものだが、思春期の患者を治療する治療者は、10代の患者と協力することが気分よくできなければならない。思春期の患者用の修正はわずかであり、IPTセッションの内容に関するものであって、治療の構造や技法に関するものではない。内容の問題は、もっぱら、思春期の発達上の懸念に関するもので、思春期のうつの特異性に関わるものではない。思春期のうつ病を治療する上で重要なIPTの修正は、以下のものである。

●**柔軟性**：治療は、学校のスケジュールや、他の教育上の必要と折り合う

べきである。校内クリニックで行われるセッションの場合は特に、学校のスケジュールに合うように短時間にする必要があることもある。電話セッションは、スケジュールの問題でうまくいかなかった予約を埋め合わせるために使うことができる。寛解しつつある若者にとって、野球の練習に出ることは、精神療法への抵抗というよりも、回復の兆候と見ることができるかもしれない。これは話し合った上で受け入れられるべきである。

- **病者の役割**：初期における病者の役割は、うつ病患者をわずらわしい責任から免除することができる。しかし、病者の役割は、慢性化すると社会的に望ましくないものであり、できるだけ早く解決すべき状態のことである。病者の役割は、その人が助けを必要としているというレッテルを貼ることになる。まれな、極端なケースを除いては、病者の役割は、思春期の子どもが学校に出席することを免除しない。成績が下がることを許容したり、課外活動を免除することはあるが、学校への出席は維持される。

- **保護者の関わり**：親は治療の初期には同伴すべきである。治療者は思春期の治療においては親に会うことを義務にする。個人セッションで話したことは、自殺のリスクや自分自身や親に危険が及ぶ可能性がない限り、親に伝えられることはないということを子どもに対して明確にしておくことが重要である。治療者が親に連絡をとるのは、問題にもう一つの見方を加えるためだと子どもには説明する。初期の間、治療者は子どもと家族の両方に会う。理想的には、初期の評価を説明し治療目標を話し合うために、全員が一緒に会うべきである。治療者は親に治療セッションの構造と全体的な内容を説明し、ＩＰＴの概略、治療期間、話し合う予定のことを説明する。子どもと家族のためには、できる限り（そしてこれはいつでも可能とは限らないが）、親は治療の敵対者ではなく協力者として仲間に加えるべきである。親が治療に加わるのを拒否したり、子どもが親を加えるのを拒否したりするまれなケースでは、治療は拒否されるべきではないが、治療がしばらく進んでから、親を関わらせるという話を再び持ち出すべきである。

- **外部の情報**：標準的ＩＰＴに比べると、思春期の治療では臨床的な情報

源を広げる。本人だけでなく、親、他の家族、教師、学校職員、福祉関係者、小児科医や宗教家などである。治療者はいつでもこれらの情報源に情報を求めるわけではなく、治療セッションの内容によって、適切で関連があると思われるものを選ぶ。例えば、学校の問題を抱えている子どもについて、教師に連絡をとることは適切であろう。これは子どもの許可を必要とする。
- **守秘義務**：あらゆる患者と同じく、守秘義務について子どもと話し合っておくことは重要である。セッションの内容は、患者と治療者が、話したほうが治療のためになるということに合意しない限り、親にも誰にも話さない、ということを治療者は保証する。例外は子どもが危険にさらされているときである。そのようなときには、治療者は、患者の安全のために誰かに連絡をする前に、守秘義務を破ることについて患者と話し合うとよい。可能であれば、患者の進歩（症状の改善、治療への出席、薬物療法を考慮するために精神科医を受診することの推奨など）についての最新情報を、全体的に親に伝えるべきである。そのような連絡を親にとるということは、まず子どもとの間で検討して承認をもらうべきである。患者が、治療者が親に話すことを拒む場合は、自分自身で直接親とそのような情報を話し合うように患者を励ますべきである。

● 対人関係の状況を定義する

　うつ病がどのような対人関係状況で起こってきたかについての情報を得ることも、対人関係質問項目を用いることも、思春期でも成人でも同様である。マフソンら（Mufson, Pollack Dorta, Moreau, et al., 2004）は、思春期用の対人関係質問項目を、視覚的な「親しさサークル」を用いて修正した。その中心には、患者本人を表すXを描く。重要な対人関係を、その比較的な親しさに応じて、Xから適切な距離のところにマークするように患者に頼む。この技法は関係を区別して考えるのが難しい子どもには有用であろう。

　思春期のうつ病に関連した出来事は、年齢に合ったものである。典型的には、学校や家族の構造の変化という"役割の変化"や"役割をめぐる不和"、性的関心の始まり、性的関係などである。これらの事柄は成人に用いられる四

つの問題領域に容易に当てはめられる。思春期のＩＰＴの初期のバージョンでは五つ目の問題領域として一人親家庭が加えられていたが、その後の経験から、このカテゴリーの問題は不和や変化の中に位置づけられるということが示されてきた。

●うつ病は家族の問題

　うつ病の人の家族はうつ病になりやすいことが知られている。子どもの親のどちらかあるいは両方が、うつ病か他の関連する精神科的障害（例えば、アルコールや物質乱用）を持っているということはとても多い。多くの親が、自分自身が治療を受けることは拒むが、子どもには治療を受け入れるように励ましたり、許可したりする。他方、親が子どもの治療を否定的に見ることもある。おそらく自分自身が治療に成功してきていないためであろう。子どもの治療が成功していくと、その経過に関わるほど、親も自分自身の治療に入るようになる。親のうつ病の治療が成功して寛解すると、子どもの症状も減じるという最近のエビデンスもある（Weissman, Pilowsky, et al., 2006）。親と会う第一の目的は親の臨床的状態を評価することではないが、治療者はその話題を始める手がかりに耳を澄ましておくべきである。親の精神病理を思春期の子どもと共に話し合うことには注意が必要である。

●思春期の特別な問題

　思春期の患者を治療する中で現れてくる問題は、彼らの発達上の時期を反映している。たいていは標準のＩＰＴの問題領域に当てはめることができるが、特に重要なものは、本来の家庭でないところ（親戚の家や里親家庭）での生活や一人親家庭、ホモセクシュアル、不登校、性的虐待、物質乱用、学習障害、性的逸脱、避妊、妊娠などである。マフソンら（Mufson, Pollack Dorta, Moreau, et al., 2004）はこれらの状況への対処の仕方を概説している。

● **自殺のリスク**

　思春期のうつ病において、自殺念慮や自殺企図はよく見られることなので、患者に直接尋ねるべきである。

- 人生は生きる価値がないと思ったことがありますか？
- 死ぬことについて考えますか？
- 死にたいと思いますか？
- 自殺を考えますか？

答えがイエスであれば、フォローアップが必要である。

　死のうとしたことがありますか？　いつですか？　どうやって？　何が起こりましたか？　自分は死ぬだろうと思いましたか？　死のうとしたときに誰がそばにいましたか？　病院で手当てを受けましたか？　誰かにその話をしましたか？　ご両親は知っていますか？　自分自身を傷つけるために何をしようと思っていますか？　どのくらいやってしまいそうですか？　自分を止められますか？　自分自身を傷つける前に誰かに言えますか？

　治療者は自殺のリスクを評価しなければならない。計画の致死性、前歴、安定した家族や他のソーシャルサポートがあるかどうかも含めて評価する。入院の必要性について確信が持てないようであれば、すぐにセカンドオピニオンを求めるべきである。自殺の可能性のある患者は、治療者と同盟関係を築く能力を持っていなければならない。治療者は、自殺企図は起こらないだろうということと、自殺の衝動が高まったら患者は治療者に伝えるか救急外来に行くだろうということに自信を感じている必要がある。患者が明らかな計画を持っていたり、治療者と同盟関係を築かなかったり、計画が遂行されないという保証ができないのであれば、親に知らせるべきである。

思春期前のうつ病

　思春期と比べて、学齢で思春期前の子どもたち（だいたい6～11歳）のうつ病は決して多くない。正確な症状や臨床経過は、現時点でははっきりしていない。この年齢層に対しては、薬物療法もほとんど検証されていない。ピロウスキーとワイスマン（Pilowsky & Weissman）はこの年齢層のために修正したIPTのマニュアル（未出版のマニュアル）を作った。それは、まだ効果が検証されていないので、興味のある人が手に入れて試してみることをお勧めすることしかできない（入手方法は参考文献のマニュアルリストを参照のこと）。

エビデンスレベル ＊　（未検証）

● 修　正

　主要な二つの修正は、ほとんどのセッションに、治療者と子どもの他、母親や子どものケアをする人も参加し、治療の一環として遊びを取り入れている点である。小さい子どもの場合は、子どもの洞察が限られていることと、複数の情報源から情報を集める必要があるため、評価のプロセスに時間がかかることがある。子どもが直面している問題の多くが親の対人関係問題を反映している。したがって、親の臨床状態と現在の問題（悲哀、不和、変化）があるかどうかを判断すると、子どもの症状が起こった理由の説明となり、子どもと親の両方の問題に取り組むことによって子どもを助けることができる。母親のうつ病の治療に成功すると、子どもの症状も減じるという最近のデータ（Weismann, Pilowsky, et al., 2006）は、親と関わる上で考慮すべきことである。その研究はうつ病の母親に焦点を当てたものであるが、うつ病の父親の治療に成功することの子どもへの影響も、まだ検証はされていないが、無視できない可能性が高い。いずれのケースでも、子どもの治療をするときには、親の現在の臨床状態を認識しておくことが重要である。この研究から明らかなことは、父親がいないと、うつ病の母親と子どもにとって経過がより難しくなることが予測されるということである。

第14章　高齢者のうつ病

> 概　観

　うつ病は高齢者に最もよく見られる精神科診断の一つであるが、最初のエピソードがこの年齢に起こるということはまれである。その場合は、圧倒的なストレスを反映したものであろう。おそらく長年連れ添った配偶者を失ったとか、引退に関連した重要な社会的変化といったことだ。しかし、ＩＰＴ治療者は、患者の抑うつ症状の原因として、神経血管性の疾患など身体的な問題も考慮すべきである。ほとんどの高齢うつ病患者は、以前にもうつ病エピソードの反復を経験している。うつ病の症状はライフサイクルを通して同様である。しかし、高齢患者は身体症状に、より焦点を当てているかもしれない。身体症状へのとらわれ、痛み、睡眠障害などである。

　高齢になると身体的な問題が増えるという事実は、診断だけでなくうつ病の治療も複雑にするかもしれない。障害を伴う身体疾患は、うつ病への危険因子である。他方、うつ病そのものが虚血性心疾患や脳卒中などのさまざまな病気の発症につながることもある（Evans, et al., 2005）。うつ病の他に心血管疾患あるいは糖尿病を持っている患者は死亡率が高まる（Gallo, et al., 2005）。高齢うつ病患者は、薬剤の副作用に非常に敏感であり、抗うつ薬への耐性が低いので、精神療法は高齢うつ病患者にとって重要な治療法である。他の薬剤を服用していることが多いため、薬剤相互作用のリスクも高くなっているだろう。他方、レーノルズら（Reynolds, et al., 2006）は70歳以上のうつ病患者にはＩＰＴよりも薬物療法のほうが効果的だということを示している。

　うつ病の高齢者にＩＰＴを用いる際の最大の障壁は、高齢者は精神療法ではうまくいかないと思ったり、柔軟性がなく変化することができないとい

う（科学的エビデンスに反する）治療者の思い込みであることが多い。現在ではRCTから、精神療法、特にIPTが高齢うつ病患者において、有用で、効果があり、受け入れられる治療法であることについてのエビデンスが十分に得られている（Reynolds, III, Frank, Dew, et al., 1999; Hinrichsen & Clougherty, 2006）。症例報告からは、抗うつ薬への反応が悪い高齢者に対してIPTを増強療法として用いることができるということが示唆される（Scocco & Frank, 2002）。

　ピッツバーグのレーノルズらは、維持IPTを高齢うつ病患者に用いる研究をいくつか行った。それぞれの研究で、患者のうつが寛解して安定するまで、IPTと抗うつ薬の両方による治療が行われた。それから、無作為に、引き続き両方を組み合わせた治療を行う群、IPTか薬物療法のどちらかを行う群、プラセボ群に分けた。60〜69歳の患者は、組み合わせ治療に最もよく反応した。各治療法単独でも良好な反応だった。プラセボでは早く再発してしまった。70歳以上のうつ病患者は60〜69歳の患者に比べると、月1回のIPTでは、薬物療法単独と組み合わせ治療に比べて再発しやすかった（Reynolds, III, Frank, Perel, et al., 1999）。最も高齢の患者はうつ病の発症が遅く、初期のアルツハイマー病や脳血管性認知症を患っていた可能性がある。これらの所見から、この年齢期にうつ病が初めて発症している人たちは、身体的な問題が併存している可能性があり、精神療法の効果を下げ、介護者の関わりをもっと必要とする可能性がある。

エビデンスレベル **** IPTが対照群に比べて優位であることを示した少なくとも二つの無作為割り当て比較対照試験（RCT）において検証されている。

修正

　いかなる年齢層や人種に対する場合でもそうであるが、治療者は治療を受ける人たちの価値観や世界観を形作る経験を理解すべきである。この場合には、高齢期に起こる困難ということになり、特に引退、身体的な問題、喪である。

　不眠、食欲低下、疲労、痛みといううつ病の症状は多くの身体疾患と重複

するものなので、うつ病のために治療に来た高齢者は、その症状を引き起こしている可能性のある身体疾患が併存していないことを確認するために十分な検査をするべきである。これは身体疾患が併存する場合には、うつ病を治療すべきではないということを意味するのではない。身体疾患の経過として大うつ病性障害を発症するのは、普通でもなければ予想されることでもないからである。それでも、特に医療者でない治療者が診ている患者は、他の身体疾患にも目を向けることが肝要である。痛みや不眠を持つ患者は、治療で寛解に達するのにより時間がかかる（Karp, et al., 2005）。他方、高齢者は、身体疾患のために入院している人であっても、50分のセッションに耐えられないというエビデンスはない（Mossey, Knott, Higgins, & Talerico, 1996）。過去の文献における印象とは異なる所見である。

問題領域

　一般にＩＰＴの問題領域は、加齢に伴う困難として多く見られるものに適用できる。しかし、それらがどのようにＩＰＴの問題領域に当てはまるのかを理解しておいたほうが役立つ。例えば、以下のようなことである。

- **悲　哀**：高齢者は喪を体験することが多い。最も多いのは配偶者、パートナー、親しい友人、親類の死である。配偶者の喪失においては、患者はパートナーの喪失というだけではなく、人生の現実的な側面の混乱にも直面しなければならない。生き残ったほうにとっては、支払い、経済的な負担、余暇活動、子どもたちとの関係が完全に変わってしまうこともある。これらの問題は、"役割をめぐる不和"や"役割の変化"につながりうる。

　　悲哀反応を解決することは、亡くなった人との関係がより長いため、高齢者のほうが若い患者よりも複雑であるかもしれない。新しいパートナーと出会う可能性や、出会いに対する関心も、より制限されているかもしれない。長年安定した関係の中にいたあとに再びデートを始めることの不安は、別の悩みの種になるだろう。この年頃の人たちには珍しくないことだが、友達や親戚や知人の死が同じ頃に重なると、患者の傷つ

きやすさを増し、うつ病の症状を悪化させるかもしれない。
- **役割をめぐる不和**：高齢者の中には配偶者、パートナー、成人した子どもとの間に、長く続く不和を抱えている人がいる。それらの不和は、引退、経済的問題、介護の必要など、生活上の変化によって悪化する。成人した子どもとの問題や不和には、訪問や援助の頻度、成人した子どもの精神的問題や薬物依存、子どもの配偶者選びについての不満、経済的な不一致、孫に関する問題などがある。
- **役割の変化**："役割の変化"は高齢者にはよく見られることである。形式的な事柄としては、他人をケアする役割から弱い配偶者やパートナーになること、健康問題とそれに伴う障害を持つ高齢者の役割に変わること、引退、住居やコミュニティが変わることなどがある。
- **対人関係の欠如**：この問題領域は高齢者のＩＰＴにおいては滅多に見られない。一つの説明としては、高齢者は重要な他者に言われてメンタルヘルスサービスを求めることが多いということがある。"対人関係の欠如"の人は典型的にはそのような親しい関係がないからである。しかし、"対人関係の欠如"の人は、ケア付き住宅に入ったときや長期療養型の施設に入ったときに、スタッフの注意を引くことがある。高齢者の中には、配偶者やきょうだいという重大な関係の喪失によって、自分がとても制限された社会的リソースしか持っていない、あるいは新しい関係を得る場が非常に限られているという現実に直面する人もいる。ＩＰＴでは、重要な他者が亡くなっていれば複雑化した死別としてフォーミュレーションされるだろうし、パートナーが遠くに行ってしまったときには"役割の変化"として扱われるだろう。
- **医学モデル**：高齢者はうつ病の医学モデルに魅力を感じる。他の健康問題を考えると、なじみがあることが多いからである。うつ病を医学的な病気として見ることのほうがなじみがないだろう。そして、うつ病とその治療についての心理教育が必要となるかもしれない。
- **対人関係質問項目**：高齢者は多くの人間関係の蓄積があるため、対人関係質問項目を完了するのに時間がかかるかもしれない。焦点は、可能な限り現在にとどめるべきであるが、現在の人間関係のリストは短すぎるかもしれない。

- **ＩＰＴの焦点を維持する**：認知の研究者たちは、高齢者における「焦点をはずれた冗長さ」の現象を記述しており、それが加齢による脳の変化と関係している可能性を示唆している（Arbuckle, Nohara-LeClair, & Pushkar, 2000）。これは、高齢うつ病患者は過去の思い出を語ることが多いというＩＰＴの研究者たちの観察に反映されている（Reynolds, III, Frank, Dew, et al., 1999）。臨床的には、最初に患者にＩＰＴの枠組みを明確に説明しておき、その後、合意された焦点の問題領域に軌道修正することでこの問題を扱う。
- **治療者の視点**：高齢者との臨床経験が浅い治療者は、本質的な変化が起こる可能性について悲観的で、患者の複数の身体的問題に気力をくじかれ、高齢者は選択肢も能力も限られているという感覚によって勇気を失っているかもしれない。しかし、効果研究からは、高齢のうつ病患者は立ち直りが早く、適応性があり、変化する能力があることが示されており、ＩＰＴの結果は大変良好である（同; アメリカ精神医学会の高齢者ワーキンググループ、1998; Scogin & McElreath 1994）。したがって、高齢者の治療をしている精神療法家はエイジズムと闘う必要がある――うつ病の高齢患者自身も同調してしまうネガティブな治療上の偏見に。
- **物理的な融通と医療・社会的サービスとの連携**：高齢者はより具体的な社会的サービスを必要としていることがあり、通常は身体的な治療を受けているものである。したがって、問題領域を明らかにするためには、患者の許可を得て、患者の主治医と連絡をとることが必要となる場合がある。高齢患者はＩＰＴセッションへの送迎や、一時的な住居、長期的なケアを必要としているかもしれない。日常生活の基本的な活動が混乱しているときには、心理的な問題に焦点を当てても意味のないことになりうる。年を取り、自分ではやりくりできない大きな"役割の変化"に直面したときには、これらのサービスを調整する必要が増えるかもしれない。
- **認知障害**：ミラーら（Miller, et al., 2006）は認知障害のある高齢患者のためにＩＰＴを修正した。この修正では、患者と介護者の両方を関わらせ、両者に心理教育をし、問題解決を両者に個別に練習させ、合同面接を通して"役割をめぐる不和"の解決の場を提供する。介護者は定期的に治療に情報提供をし、面接と面接の間にも、記憶の喪失や障害（同）にかか

わらず、患者の進歩を維持するよう助けるよう励まされる。このアプローチの有効性はまだ正式に検証されていない。

- **うつ病と自殺念慮のプライマリケア治療**：高齢者はプライマリケアの医師を受診することが多いため、うつで、高齢で、プライマリケア医療を受けている患者のうつ病と自殺念慮の治療をするための努力がなされてきた（Alexopoulos, et al., 2005）。自殺率は高齢期に最高となっており、自殺で亡くなる高齢者の大部分がその前6ヵ月間のうちにプライマリケア医師を受診しているため、自殺念慮の治療は重要である。うつ病は、高齢期の自殺と、その前兆である自殺念慮の強い危険因子である。ＩＰＴを含む特別の治療を受けた高齢うつ病患者は、通常のケアを受けた患者と比較すると、1年にわたって自殺念慮が減少し、うつ病の経過についても、重症度と症状の減少のスピードの両方において、より好ましい経過をたどった。それらの変化は4ヵ月の時点で有意であった（Bruce, et al., 2004）。これらの結果は、アメリカのいくつかのプライマリケア・クリニックといくつもの少数民族グループに当てはまっている。ＩＰＴは、投薬を断った患者に用いられ、急性期の継続治療と維持治療が行われた。ＩＰＴ治療者は修士レベルの臨床家であった。ＩＰＴは最初の3ヵ月間は急性期治療の12回の毎週のセッション、何らかの寛解に達した患者にはその後6ヵ月間の継続治療期には月1回のセッションを行った。それから、15ヵ月間の維持治療期には、ＩＰＴセッションは隔月に行われた。患者が再燃したら、毎週のセッションを再開することができた。興味深いことに、選択的セロトニン再取り込み阻害薬（SSRI）が第一選択の治療だと考えられ、ＩＰＴは投薬を拒否した患者にだけ用いられた。最初にＩＰＴを求めた患者は11％だったが、12ヵ月間の間には、単独治療としても、薬物療法の強化療法としても、ＩＰＴがもっと用いられるようになった（Schulberg, et al., 印刷中）。

症例　私は妻と人生を失った

D氏は、66歳の寡夫で、引退した弁護士だが、家族に連れられて治療にやってきた。彼は、5ヵ月前に妻が乳がんで亡くなってからかなり

落ち込んでいるということを認めた。質問されて、彼は、自分のうつは、本当は病気の妻の世話をするために1年半前に仕事を引退したときに始まっていたということを話した。実は、D夫人は8年間にわたって断続的に乳がんと闘ってきており、彼の言葉を借りれば、彼らの人生を徐々に乗っ取った猛攻撃であった。仕事からは気が散り、彼によれば前は温かく親しかったという妻との関係が害された。「でも、なぜ私が落ち込んではいけないんですか？」と彼は尋ねた。「私の人生はだめになった、終わったんだ」彼は焦燥、反芻、睡眠と食欲の減少、15ポンド（約6.8キロ）の体重減少、消極的な自殺念慮があると言った。自殺念慮は、死ねば妻とまた一緒になれるかもしれないという感覚を伴っていた。彼のハミルトン抑うつ評価尺度スコアは27だった。

　D氏は20代初期にうつ病エピソードがあったことを報告した。また、彼は何年も前にアルコールを乱用していたが、現在は飲んでいないと言った。軽度の前立腺肥大があると言ったが、それ以外は身体的には良好の状態だった。

　引退に基づいた"役割の変化"と複雑化した死別という選択肢があったが、治療者と患者は後者に焦点を当てた12セッションに合意した。D氏は妻を失望させたことに罪悪感を抱いており、彼女をもっとよくケアすべきだったと信じており、彼女こそが彼の人生の愛であり、40数年も結婚していたのだから、何ものによっても置き換えられない喪失だと思っていた。治療者は彼に、D夫人について、また彼らの結婚について恋しく思っているところは何か、思い出を語るように励ました。治療者はまた、D氏は友人に自分の気持ちをあまり話しておらず、自分が持っているソーシャルサポートを本当には使っていないと言った。D氏は、多くの友達や家族がここ数年にどこかに引っ越してしまったり死んでしまったりしたし、いずれにしても自分は人に気持ちを話すタイプの人間ではないと言った。彼は妻の葬式のとき以来、引きこもり、一人で過ごしていた。彼の難しい状況では、ソーシャルサポートが何らかの慰めをもたらしてくれるはずであるから、人づきあいの領域で新しいスキルを身につけるよう治療者は励ました。

　治療が続く中で、D氏は何年も行っていなかったシナゴーグに通い始

め、ラビがいくらかの慰めを与えてくれると言った。同時に、Ｄ氏は妻に対するアンビバレントな気持ちを話し始めた——彼女の病気のためにどれほど仕事に集中できなくなり、ついにはキャリアを終わらせるに至ったか、彼女の世話をしたいと思っていたにもかかわらず、時に彼女がどれほど彼をうるさがらせたか、ということだ。彼らはすばらしい結婚をしていたが、（避けられないことに、と治療者は言った）いくつかの問題はあった。彼はこれらの問題を新しい感情のレベルで話し始めた。最初は自分の涙について謝りながら、しかし徐々にリラックスして自分の気持ちを受け入れながら。彼のハミルトンスコアは13に低下しており、前よりも社会的に活発になった。

　12週間の治療の後半では、Ｄ氏は法律の世界に戻った。高齢者のために無料法律相談を行うようになったのだ。彼は地元のがんの団体のボランティアとしても活発になり、資金を集め、そして——彼もいくらか驚いたことだが——新しい友達を作った。Ｄ氏はがんについてのこの活動を妻への贈り物だと思っていた。彼は再び子どもや他の家族と関わりを持ち始めた。治療の終わりまでには、ハミルトン抑うつ評価尺度のスコアは7に低下していた。彼は薬を使わずに「自力で」改善したことを誇らしく思っていた。今までの病歴を考え、Ｄ氏と治療者は、彼が得たものを維持できるように、月1回のＩＰＴ維持治療を行うことに合意した。

第15章　身体疾患患者のうつ病

> 概　観

　うつ病は、心臓病、ヒト免疫不全ウイルス（HIV）感染症、がん、脳卒中、糖尿病などの身体疾患とともに起こることもよくある（Evans, et al., 2005）。データによれば、うつ病は、心臓発作などの心臓の問題、入院のリスクの増加、バイパス手術あるいは心臓発作のあとの不調と死の増加に関連している。同様に、うつ病は、HIV陽性女性の免疫系の衰えの加速や、抗ウイルス薬の服用遵守が悪くなることとも関連している。うつ病があると、他の身体疾患の患者が治療を怠りやすくなる。反対に、Ⅲ軸症候群の中には、うつ病へのかかりやすさを増すものもある。

　過去には、医療スタッフや多くの患者が、うつ病は身体疾患の結果であると考えていた。「がんになって落ち込まない人がいるわけがない」というふうに。しかし、ほとんどの身体疾患の患者はうつ病ではなく、うつ病になっている人の多くが、身体疾患にかかる前にうつ病になったことがある。最も重要なことは、身体疾患に関連して起こってくるうつ病は、通常は治療可能なものだということである。

　近年、身体疾患患者におけるうつ病の発見と治療への注目が高まっている。抗うつ薬はおそらく最もよく用いられる治療法である。簡単に行えるのと、ほとんどの医療環境にはトレーニングを受けた治療者がいないということが大きな理由である。しかし、精神療法についても研究上・臨床上の関心が高まってきている。身体疾患の患者は病気に関連した社会的・対人関係的な悩みを持っていることが多く、身体疾患患者の中には、さらなる薬を飲むこと

を躊躇したり、向精神薬を現在の処方に加えることによって相互作用が起こったり副作用が起こったりするリスクに直面することをためらう人もいる。

　ＩＰＴはプライマリケアの患者と、特定の身体疾患を持った患者において検証され、修正されてきた（Browne, et al., 2002; Shulberg, Raue, & Rollman, 2002; Markowitz, et al., 1998; Donnelly, et al., 2000）。現在は冠動脈疾患の患者のうつ病に対して（Koszycki, Lafontaine, Frasure-Smith, Swenson, & Lesperance, 2004; Frasure-Smith, et al., 2006; 総説はCaron & Weissman, 2006を参照）、また身体症状を訴えて受診した身体化障害の患者に対して（Stuart & Noyes Jr., 印刷中）検証されているところである。

　現在の医療現場にかけられているプレッシャーのため、また、一般身体疾患の治療を主な目的として受診している患者は長期精神療法（16週間であっても）への関心が低いため、ＩＰＴセッションの回数と長さを減らす努力がなされてきた。対人関係カウンセリング（ＩＰＣ）と呼ばれるＩＰＴの短縮版が開発され検証されてきた（Weissman & Klerman, 1986; マニュアルは文献参照）。

　対人関係の問題領域は、身体疾患の体験に適合している。深刻な病気の診断を受けることは"役割の変化"となる。この"役割の変化"に含まれるのは、外見の変化、失業、生産性の低下、家族的責任における変化、これからも続く未来の喪失と、近づきつつある自分自身の死を見越した悲しみなどである。身体疾患による"役割の変化"は、患者をソーシャルサポートから孤立させることがある。つまり身体疾患は、医療スタッフや家族との"役割をめぐる不和"を生み出すこともありうるのだ。

エビデンスレベル ＊＊＊＊　身体疾患患者に対するＩＰＴ：ＩＰＴが対照群に比べて優位であることを示した少なくとも二つの無作為割り当て比較対照試験（ＲＣＴ）において検証されている。

エビデンスレベル ＊＊＊　身体疾患患者に対するＩＰＣ：少なくとも一つのＲＣＴにおいて検証されている。あるいは、効果が確立した治療と同等であることが示されている。

修　正

　身体疾患患者に対しては、身体疾患のための受診とぶつからないよう、柔

軟なスケジュール調整が欠かせない。治療者は、患者が入院中の場合は、可能であれば病院内でセッションを計画し、患者が病気のために外出できない、あるいは単に電話を好む場合には、電話でのセッションを計画すべきである（第23章参照）。このように患者の病気やニーズに合わせて調整することは、見捨てられることを恐れる人たちとの治療同盟を固めることが多い。治療者と患者は、身体症状がうつ病からのものなのか、併存する身体疾患からのものなのかわからず、混乱に直面する。HIVとうつ病が併存する場合、うつ病を治療すると、それまで治療者も患者もHIV感染のせいだと思っていた疲労や、不眠、集中力の低下が軽減することが多い（Markowitz, et al., 1998）。対人関係質問項目では、患者自身の既往歴とともに、病気と治療についての家族歴も探るべきである。

　医療上、大変な状況におかれていたり、身体機能が低下している患者（例えば、化学療法を受けているがん患者）は、電話セッションの利用を好むようである（Donnelly, et al., 2000）。家族が関わっている場合、初期には家族と患者に、患者が受けている医療について教育することが有用であることがある。これは特に、化学療法を受けているがん患者の役に立ってきた。家族と患者は、家族の機能を維持し、移動の手段を確保できるように、病気の経過と、起こる障害と、どんな社会サービスを追加することが必要かということについて質問がたくさんあるからである。

　治療効果を最大限にし、精神科治療を受けることが主目的で受診するわけではない患者たちに精神療法で何を期待すべきかを知らせるために、患者ガイドとモニタリング用紙を治療が始まる前に送ることを提案している研究グループもある（Weissman, 2005）。

　IPTを、治療の基本構造を維持したまま、より少ないセッション（6〜8セッション）に短縮した研究者もいる。IPTは、安定した冠動脈疾患を持つ、診断基準に達しない抑うつ患者（Frasure-Smith, et al., 2006）や、HIV感染症とAIDSのうつ病患者（Markowitz, et al., 1998）、そして乳がん患者（Donnelly, et al., 2000）において検証されてきた。HIV患者への適用では、治療者は、患者は二つの医学的疾患を持っていると説明した。それは、うつ病とHIVであり、病者の役割と心理教育には両者を含めた。

> プライマリケアと高齢患者

　高齢患者はプライマリケアのクリニックを受診することが多いので、プライマリケア領域においてうつ病の発見と治療をすることが可能である(Alexopoulos, et al., 2005; Schulberg, et al., 印刷中; Bruce, et al., 2004)。(高齢者へのＩＰＴ適用については第14章参照)

> 症例　問題は糖尿病だけではなかった

　21歳の大学生レンは、４回目の糖尿病性ケトアシドーシスのために入院した。彼の主訴は「すべてだめになった」であった。

　３年前、大学生活を始める頃に糖尿病と診断されて以来、レンの血糖と感情はコントロール不能となった。医師、両親、友人の嘆願にもかかわらず、彼は食事療法に従うこと、血糖を測定すること、定期的にインスリンを使用することを拒否した。彼のヘモグロビンＡ１ｃは９％であった。正常範囲(健常者における)は４〜5.9％である。

　評価を行う際、レンは怒りと絶望を両方抱えているように見えた。彼は、睡眠・食欲・体重・気力の変化など、うつ病の神経植物徴候を報告した。しかし、これのどれほどが気分障害に起因するもので、どれほどが内分泌の状態に起因するものかを判断するのは難しかった。彼は絶望感、無力感、無価値感があると言い、自分は欠陥商品で自分の人生は終わったと信じていた。「大学はパーティー、女の子、ビールの場所だ」と彼は言った。「医者は僕は飲みたいように飲んではいけないと言う。そして、僕のような傷物とデートしてくれる人なんているわけがない」糖尿病は自分の大学生活、身体、人生をだめにしたと彼は感じていた。彼は大学の数少ない友人と疎遠になっており、単位を落としていた。死にたいと思っており、時々滅茶苦茶に飲んでは糖尿病性の危機を招いていた。彼のハミルトン抑うつ評価尺度は22であった。

　レンはあらゆる薬に反対だったので、抗うつ薬を拒否した。しかし、彼はコンサルテーション・リエゾン精神科医に自分の気持ちをぶちまけた。精神科医は自分の状態についてのレンの怒りと欲求不満を正当化し

た。「うつになるのも無理はない」と治療者は言った。彼らは、レンが大学にどのような社会的・職業的期待を持って入ったのかを話し合い、「この血糖の縛り」がそれをどのように壊してしまったのかを話し合った。2回目のセッションで、治療者は大うつ病性障害の診断を強調した。レンにDSM－Ⅳのポケット版を見せ、うつ病を**重大な身体疾患――糖尿病――という"役割の変化"**に結びつけた。「あなたには二つの病気があって、その二つは関連し合っており、気をつけなければいずれもあなたを死に至らせうるものです。でも、私たちはこれらの治療に取り組むこともできます。どちらもあなたの邪魔になりうるものですが、どちらも治療不能なものではなく、あなたのせいでなった病気でもありません。それらを自分のコントロール下におくことができれば、あなたは望んでいた人生をもっと生きることができます」

　血糖が病院の食事とインスリンによってコントロールされると、レンは退院してフォローアップすることになり、ＩＰＴも同じ精神科医と継続することになった。彼らはレンの大学生活を復活させることに焦点をおいた12週間の治療に合意した。セッションでは、レンは自分の健康の喪失、かつては楽しくだらしない生活だったものに厳しいスケジュールが課されたこと、糖尿病のために自分が女性に対して魅力的ではなくなったという感覚を嘆いた。彼は、病気のせいで自分が不当に早く「成長するように強制されている」と感じていた。大学は思春期の終わりであるべきであり、成人期の始まりであるべきではなかった。レンは自分が直面している"役割の変化"を的確に指摘していると治療者は言った。彼は無邪気な「パーティーアニマル」の役割を失い、自分が望むよりも早く成長しなければならなかった。それは悲しく、欲求不満になり、腹が立つことだった。彼は間違いなく何かを失ったのであり、動揺するのも当然だった。しかし、適応しなければならない新しい役割に何かよいところはないのだろうか？

　レンは、医師や病院への敵意を持っているにもかかわらず、自分の病気に関心を持ち始め、自分の専門を法学から医学へ変えることを考えていると言った。しかし、血糖のコントロールができないと授業と勉強に集中することが難しかったため、その考えは非現実的に思われた。治療

者はこの関心を励まし、レンに糖尿病とうつ病の両方の専門家になることを勧めた。レンはルームメイトに頼んで、血糖のチェックと定期的な軽食を忘れないようにした。彼の集中力と勉強の習慣は改善し始めた。

　しかしレンの一番の心配事は社会生活だった。糖尿病は自分から飲酒とパーティーを奪っていると感じていた。飲酒とパーティーは彼の大学の夢の中心であり、女性と出会うことのできる唯一の気持ちのよい場所であった。自分は女性にもてないという彼の気持ちについて話し合い──それは糖尿病の診断の前からだった──、飲酒をしない場でのやりとりのロールプレイをした。治療者の励ましを受けて、レンは授業中やアルティメットフリスビーのゲームのような活動の場で女性に声をかけ始めた。これらのすべてのやりとりがうまくいったわけではないが、彼がより自信を持ってデートを始めるのには十分であった。

　こうなると、レンのうつは軽くなり、糖尿病にもっと気をつけようと思うようになった。12週の終わりには、彼は、医療においても、学業においても、社会活動においても、うまくいくようになっていた。彼はほとんど酒を飲まず、量も控えめで、ハミルトン抑うつ評価尺度は7に低下し、ヘモグロビンＡ１ｃは４％であった。どちらも正常範囲内である。彼は今では自分自身のことを、より大人になった糖尿病の「サバイバー」と呼んでいる。

対人関係カウンセリング

　身体的な治療を受けているときには、時間的・物理的・人的に毎週精神療法を行うことが難しくなるという認識のもと、ワイスマンとクラーマンはＩＰＴに基づく、より短い心理社会的介入を作った。それは、対人関係カウンセリング（Interpersonal Counseling: ＩＰＣ）である（Weissman & Klermen, 1986; Klermen, et al., 1987）。他の研究者たちもこのやり方について研究した（Neugebauer, Kline, Bleiberg, et al., 2006; Neugebauer, Kline, Markowitz, et al., 2006; Mossey, et al., 1996; Judd, Piterman, Cockram, McCall, & Weissman, 2001; Judd, Weissman, Davis, Hodgins & Piterman, 2004）。プライマリケアの環境ではメンタル

ヘルスの専門家が限られており、そして患者は心理的な治療を主目的として来院するわけではないことが多いため、この短い介入は有用である。ＩＰＣはＩＰＴの簡略版であり、メンタルヘルス専門家でない人も使うことができ、診断基準に達しないうつに対して用いられるように作られたものである。

　ＩＰＣのセッションは短時間で短期であり、各回15 〜 30分間のセッションを６回を上限として行う。回数は治療を進める中で患者が決める。ＩＰＣは現在のストレスを扱い、患者は、十分な進歩をしたと思ったら６回未満のセッションでも治療を終えることを決めてよい。非メンタルヘルス専門家がＩＰＣを使えるように助けるため、ＩＰＣの各セッションの内容の概略が規定され、治療を促進するための宿題が加えられている。ＩＰＣは身体疾患の高齢入院患者に対して、精神科臨床専門看護師によって10セッション行われ（Mossey, et al., 1996)、オーストラリアでは、プライマリケア環境で薬物療法との併用で一般開業医によって行われた（Judd, et al., 2001, 2004)。身体的な治療を受けている患者のストレス、悩み、落ち込みのマネジメントは重要であるが、そのフォーマットは学びやすく、精神療法の経験のない非医療者が行えるほどシンプルで、プライマリケアの治療と組み合わせられるほど柔軟で、患者の低下した気力に合わせられるものでなければならない。併存する身体疾患がある患者には、症状が身体疾患によるものである可能性を除外することが重要である。身体疾患に関連した悩みや心理学的症状を否定する患者には、治療者は、症状のいくらかは身体疾患の枠をはみ出しており、身体疾患をさらに重くしており、精神療法が役に立つかもしれないと提案してもよい。

　ＩＰＣは程度の軽い抑うつ症状を持つ患者に対して、トレーニングを受けた治療者はいないが、スタッフがカウンセリングを行うことに関心を持っている、というところで適用するのが最もよい。ＩＰＴとＩＰＣを直接比較した研究はまだ行われていない。

第16章　気分変調性障害

> 診　断

　気分変調性障害は大うつ病性障害に似ている症候群であり、一般には症状はやや軽いが持続期間は長い。症状の重さは、大うつ病性障害の診断基準には達しないが（達すると、「二重うつ病」と呼ばれる）、症状は典型的には人生の早期に始まり何十年も続く。DSM－Ⅳの基準は、最低2年間持続しており（思春期患者では1年間）、症状がない状態が2ヵ月以上は続かないというものであるが、患者は、生まれてからずっと惨めな思いをしてきており、ましだった日はせいぜい1、2日しかないと言うことが多い。

　この慢性的な不調がもたらす損失は、常に気分が晴れないというだけでなく、心理社会的な機能の障害もある。子どもの頃や思春期にうつ病になった人は、適切な対人関係スキルを学んだことがないかもしれないし、学んだことがあっても、その後の病気の年月の中で、そのスキルがだめになったと感じているかもしれない。限られたソーシャルサポートしか持っていないことが多く、自分のことを打ち明けられる人もほとんどいない。自分の抑うつ気分はパーソナリティの一部だと信じており、治療でうまく治せる病気ではないと思う傾向にある。

　大うつ病性障害で見られる典型的な対人関係問題は、気分変調性障害や他の慢性うつ病患者ではさらに誇張される傾向にある。社会的引きこもり、受動性、自己主張をして人と向き合うことの難しさ、要求を表現することはわがままで怒りは「悪い」感情だという感覚、などである。これらの人は、他人は慢性的な悩みの話など聞きたくないだろうと思っており、典型的には表

面をできるだけ明るく取り繕い、注目を避け、「正常」として通そうとしている。そして人生の何らかの側面で成功すれば、自分はニセモノだと感じがちである。

気分変調性障害の症状は慢性で怠惰になるものなので、気分変調性障害の人は限られた気力のすべてを費やし適切な仕事の機能をかろうじて果たしていこうとする。大うつ病エピソードが起きなければ、問題は単に自分のパーソナリティにあると思い込んで、治療を避けるかもしれない。あるいは、気分変調性障害の人は、性格を変えようとして長期の精神療法を求めてきたかもしれず――その予後は不良であるという評判だが――、そして気分にも社会機能にもほとんど変化がなかったかもしれない。

気分変調性障害の患者は、親しい関係を避けることが多い。自分はそのような愛着を形成することができないと感じており、親しくなると、自分にどれほど欠陥があり、ニセモノで、愛に値しないかということが明らかになってしまうと恐れている。

エビデンスレベル		
エビデンスレベル		ＩＰＴのみ：ＩＰＴは単独治療としては対照群よりもすぐれていない。
エビデンスレベル	＊＊	薬物療法との組み合わせのＩＰＴ：一つ以上のオープントライアルあるいは少数例のパイロット研究において有望な所見。

慢性のうつ病は急性のうつ病よりも治療が難しいと考えられている。薬物療法は、気分変調性障害および他の慢性のうつ病に対する単独治療として最も効果があるという結果が出ている。気分変調性障害患者に対するＩＰＴは、二つの臨床研究で検証されてきた。そのうちの一つでは、純粋な気分変調性障害の94名の患者を、ＩＰＴ、短期支持的精神療法（Brief Supportive Psychotherapy: ＢＳＰ）、セルトラリン、セルトラリン＋ＩＰＴに無作為に振り分け、16週間で比較した（Markowitz, et al., 2005）。すべての条件において患者は改善した。その研究は十分なものではなかったが、薬物療法は他の治療法に比べて反応と寛解において優れていた。ＩＰＴと短期支持的精神療法は結果において同等であった。焦点となった対人関係問題領域においてＩＰＴの患者が起こした変化の程度は、症状の改善の程度と相関した（Markowitz, Bleiberg, Christos, & Levitan, 2006）。

もう一つの大規模な研究は、気分変調性障害あるいは二重うつ病の707名の患者を、ＩＰＴ（気分変調性障害用の修正をしていない）、セルトラリン、その組み合わせに、無作為に割り当てた（Browne, et al., 2002）。残念ながら、ＩＰＴの治療は12セッションからなり、薬物療法は２年以上続けられ、いくらかバランスの悪い比較であった。ＩＰＴ単独の反応率は47％と報告されており、セルトラリン単独の60％、組み合わせ治療の57％に比べると有意に低かった。しかしＩＰＴは医療・福祉サービスの減少と関連していることが見出され、組み合わせ治療が最も効果的だという結論に達した（ibid.）。ＩＰＴとセルトラリンの期間の違いを考えると、この研究におけるＩＰＴの結果は実際のところよいと言える。だが、この研究は技術的にはＩＰＴの効果を示さなかった。

　この他に二つの研究が、ＩＰＴを気分変調性障害の患者に対する薬物療法の増強療法として支持している。一つは小さな研究だが、慢性のうつ病患者が抗うつ薬であるモクロベマイド（moclobemide）とＩＰＴを受けると、モクロベマイド単独よりもいくらかよい結果が出ることが示された（Feijó de Mello, et al., 2001）。もう一つの研究では、フルオキセチンに反応した患者は、フルオキセチン単独よりも、対人関係アプローチと認知的アプローチを組み合わせたグループ療法を併用したほうが大きな効果を上げるということが示されている（Hellerstein, et al., 2001）。

　これらの結果は、薬物療法が気分変調性障害の治療として第一選択であることを示している。精神療法は、ＩＰＴを含めて、付加治療として役立つもので、気分変調性障害に特有の重要な対人関係問題が焦点になるのであろうが、ＩＰＴの有効性についての強力なエビデンスはまだない。

　しかし、気分変調性障害の患者で薬を飲みたくない、あるいは薬に反応しない人にとっては、ＩＰＴは第二の治療法になるであろう。気分変調性障害に対するＩＰＴマニュアルのさらなる修正が役に立つだろう。ＩＰＴは、気分変調性障害と大うつ病性障害を共に持つ患者においても、体系に検証される必要がある。ＩＰＴ－Ｄは、研究結果も悪くないこと、さらに方法論的問題（研究の途中で治療者が変わった、など）があり、チャンスを逸した可能性があるため、気分変調性障害に対する単独治療としてＩＰＴを退けるべきではない。臨床経験や予備的なデータ（Markowitz, 1993, Feijó de Mello, et al.,

2001)からは、ＩＰＴは、薬物療法に反応して気分はよくなったが、正常な気分で過ごすために必要な対人関係スキルに欠けていると思っている人の役に立つ可能性がある。そのスキルは、慢性のうつ病の状況の中では、衰えてしまっているか、一度も得られたことがないものである。

　これらの理由により、ここでは、気分変調性障害に対するＩＰＴの修正を示しておくことにする (Markowitz, 1998)。これらの修正のいくつかは、社会不安障害など他の慢性の精神科症候群にも適用できるかもしれない。

修　正

　気分変調性障害に対するＩＰＴは、全般に大うつ病性障害の治療に似ているが、いくつかの重要な変更がある。

●慢性のＩＰＴモデル

　通常のＩＰＴモデルは、患者の対人関係における最近の出来事を現在の気分と症状に結びつける。何年もの間うつであった人や、記憶している限りうつであった人には、このモデルはあまり意味をなさない。最近の、気分を悪くするライフイベントがあったとしても、それは長い病気を説明するものではない。したがって、そのような患者に対して、私たちは「医原性役割の変化」の概念を作った。つまり、医師によって始められる変化であり、患者は病気の認識から健康の認識へ、気分変調性障害によって障害された心理社会的機能からよりよい機能と気分へと変化するというものである。この変化は、患者が、自分自身と長く続く気分障害を混同していることを利用したものである。何年も病気が続くと、自然に自分のパーソナリティと混同するものである。ＩＰＴ治療者は治療そのものを"役割の変化"とし、その中で、患者は長期に続く抑うつ症状を認識し、自分の社会的機能にどういう影響を与えてきたかを認識できるようになる。さらに、患者は気分の落ち込みのない、抑うつ的でないやり方で、対人関係状況を扱えるようになる。対人関係のやりとりを健康な方法でできるように新しい方法を学ぶことは、気分と自尊心の改善につながるはずである。

治療者は注意深く病歴と対人関係質問項目を聴取し、対人関係におけるパターンを探し、患者が持っていたかもしれないよい関係や力を探す。慢性のうつ病で期待されるパターンには、内気さ（回避性パーソナリティ）、受動性（特に人と交わる状況で。職業上の役割がある状況では、まだましである）、自己主張、怒り、直面、社会的なリスクについての不快感などがある。

治療者は次のようにフォーミュレーションする。

> 今まで話し合ってきたように、あなたは気分変調性障害にかかっています。うつ病の慢性の形です。治療できる病気で、あなたの落ち度ではないものです。今まであまりにも長くうつ病だったので、とても自然なことですが、うつ病を自分自身と区別するのが難しくなっています。あなたは、それは自分の性格だと思っていますが、そうではないのです。単にとても長い間うつ病だったので、その違いがわからないだけなのです。気分変調性障害のために、社会的状況への対処が難しくなっているはずです。社会的な不快感がこの病気の証拠なのです。
>
> これから16週間、うつ病とは何か、うつ病でなくなればあなたがどんなふうになるかを一緒に見ていきたいと思います。生活の状況に抑うつ的でないやり方で対処できれば、人生がうまくいくだけでなく、気分もよくなって、もっと自分が物事をコントロールできている感じになると思います。そして、自分がかかっているのは治療可能な病気であって、自分の性格ではないということがわかり始めると思います。

このフォーミュレーションを患者が受け入れれば、治療が進む。治療者はそのような患者と共に、日常生活の状況で起こる感情——特に、ネガティブな感情、競争的な気持ち、怒り、悲しみ——を見つける努力をする。治療者と患者はそのような気持ちが理解可能なもので正当なものであるかどうかを話し合う。「ルール違反」——期待される社会的道徳を破るもので、正当な怒りを引き起こし、少なくとも謝罪に値するもの——の概念が、そのような気持ちは患者にとって正常なものであると認めるために役に立つかもしれない。

> あなたがいつも自己中心的だったら、それは問題です。でも、ずっと自分がなかったら、受難者となってしまい、自分がほしいものや必要なものを得るのが難しくなります。すべての人が少しだけ自己中心的だと世の中はもっとうまくいくようになります。あなたが自分のために主張しなければ、誰がするのですか？

　気持ちを見つけて正常なものだと認めてから、患者が実際に自己主張をしたり相手と直接向き合うことに心地よさを感じられるようになるまでには、たくさんのロールプレイが必要となることが多い。しかし、患者がこれらの状況の一つで成功体験を得れば（たとえば、昇給を頼んで実現したり、配偶者に向き合ったり）、患者は新しいスキルを学んだことになり、身の回りの環境に対するコントロール感覚をいくらか持ち、気分もよくなるだろう。
　ＩＰＴ－Ｄの修正では、16回のセッションでこれらの点をよく理解させていく。改善した患者は、それでも心もとなく感じがちだろう。うつ病が40年も続いた後で、よい気分が数週間あっても、安心感はなかなか抱けないだろう。この理由のため、私たちは常に月1回の継続セッションと、時には維持治療を提供してきた（第11章）。私たちの経験では、正常気分の自己イメージと健康な対人関係機能の新しい記録が心にしみ込み、自分が本当によくなったのだということを信じるのには、数ヵ月が必要である。

症例　すべてを自分のせいにする

　53歳の女性Ｄさんは、「夫が私にうんざりしているから」と治療を受けに来た。彼女は常に悲しく、内気で、自分は劣った人間だと感じてきたと言った。大学を終え、短期間働いたあと、精力的なエグゼクティブと結婚した。彼は彼女に、家事をして3人の子どもの世話をすることを期待した。子どもの1人、ケイラには、大きな発達上の問題があった。彼女はケイラの問題を自分のせいだと思っていた。
　Ｄさんが二重うつ病で治療に来たのは、他の2人の子どもが家を出て、ますます障害が重くなってきた娘と、機嫌が悪く協力的でない夫と共に家に取り残されたときであった。彼女は家族が自分を扱うやり方につい

て怒っていたが、怒りは「悪い」感情であり、自分がいかにだめな人間であるかを証明するものだと思っていた。彼女は他人の言うことに従い黙って悩む傾向があり、自分を犠牲にして他人のニーズを満たしていた。実際に、彼女は自分自身のニーズが何であるかを言えなかった。彼女には、夫と子どもという家族以外にはほとんどソーシャルサポートがなかった。抗うつ薬を何度も試してきたがまるで効果がなかった。また、現在の問題よりも幼少期の理解に焦点をおいた2年間の支持的力動的精神療法が、時間とお金の無駄だと感じていたが、それを治療者に言ったことはなかった。

　第1回のセッションでは、治療者は大うつ病性障害に増悪した気分変調性障害と診断した。その証拠として、彼女のハミルトン抑うつ評価尺度が23だということを伝えた。治療者はそれからその後の15週間（合計16セッション）をかけて、慢性のうつ病がどのように彼女の生活と生活における重要な人たちとのやりとりに影響を与えているかを見てみることを提案した。彼女はあまりにも長い間気分変調性障害という病気にかかってきたので、それが自分の一部だと感じるようになってしまったのだと治療者は説明した。しかし、治療において彼女はうつ病と自分自身を区別できるようになるということも治療者は言った。治療は健康への"役割の変化"と定義された。

　Dさんは、懐疑的であったが従順であった。最初の頃のセッションでは、夫に対する彼女の憤りなどの感情を見つけて正当化することと、そのような感情を、嫌な状況に気づくための適切なシグナルとして見直すことに焦点をおいた。これには、急性のうつ病を治療するときよりも長い時間がかかったが、数セッションののちに、彼女はそのような感情を表現するロールプレイを試験的にすることができた。彼女と治療者は、夫がどのように反応するかを予想しようとした。怒り、さえぎり、否認するだろう、と。それから、彼女はおびえながらも、自分を守る境界線（「自己防衛として」）を、夫と障害を持った娘との間に設定しようとした。また、Dさんのニーズを探り、彼女がそれを求めることは「わがまま」と感じる必要があるのかどうかを話し合った。

D：ですから、私は、ジャックにケイラのことを手伝ってほしいと話すべきだと思いますけれど、うまくいかないですね。

治療者：彼に何と言いたいですか？　どうしてもらったら役に立つでしょうか？

D：ケイラと一緒に暮らすことがどれほど大変かを本当に理解してほしいんです。彼は家にいませんし、家にいるときも、子どもは私の責任なんです……ケイラがうまく育たなかったのは私のせいで、それがケイラの問題の原因なんです。私がうつ病だから自分を責めるのだという話をしてきたのはわかっていますが、彼も私を責めるんです。

治療者：あなたもそう思いますか？　それはフェアなことですか？

D：時々わからなくなります。でも、いいえ、これはフェアではないとだんだんと思うようになってきました。心理学者の先生たちは、私たちはケイラには何も悪いことはしていない、と言ってくださっています。

治療者：では、ジャックがあなたを責めるときにあなたはどういう気持ちになりますか？

D：怒り？　その気持ちは好きではありません。でも、ええ、それはずるいと思います。私は腹が立ちます。

治療者：そして、それは当然の気持ちだと思いますか？

D：その気持ちは好きではないけれど、でも、はい。妥当な気持ちだと思います。

治療者：では、ジャックとの関わり方には、どんな選択肢があるでしょうか？

D：選択肢があるだなんて、思ったこともありません。私は——私がたった今言ったことを言えると思います。ケイラの問題は私のせいではなくて、彼が私を責めるときには頭に来るということです。私たちは一緒にケイラを助けていかなければならないのです。それが私たち全員にとって一番よいことでしょうから。

治療者：どう聞こえましたか？

D：結構よかったと思います。

治療者：違う言い方をしたい部分がありますか？　言いたいことを言えましたか？　……声の調子は気に入りましたか？
D：ええ、でも彼は私に最後まで言わせることすらしないと思います。私が何かを言い出すことはめったにないのに、彼は途中でさえぎるんです。
治療者：あなたを助けるためにジャックに具体的にやってもらいたいことを話し合いましょう。また、彼がさえぎったときにはどうするかについても話し合いましょう。

　Dさんが驚いたことに、夫はさえぎることなく彼女の気持ちを聞いてくれた。彼は初めて、ケイラの難しい行動への彼女の対処法を自分がどれほど尊敬しているかを話し、家のことをもっと手伝うと申し出た。彼はちょっとの間イライラしたが、Dさんはそれを我慢することができ、全体的に彼らの会話は彼女が思ったよりもずっとうまくいった。彼女の気分は改善し、ハミルトン抑うつ評価尺度のスコアは13に下がった。すると彼女は、家族にもっと向き合って自分自身の願いを少しずつかなえる気になった。治療が終わる頃には、Dさんは不安定であったが正常気分になっており、ハミルトンのスコアは8であった。彼女はその後の6ヵ月間の月1回のフォローアップ面接に熱心に同意し、その期間中、彼女は正常気分のままであり（6ヵ月後にはHAM-Dは5）、うつでない記録とアイデンティティを固め始めた。彼女は新しい友人関係を作り、家庭外に自分の興味を作った。2年後のフォローアップでも彼女は改善したままであった。
　この患者は薬物療法を受けていなかったが、気分変調性障害の多くの患者が薬物療法と精神療法の組み合わせに最もよく反応するだろう。そのような例では、抗うつ薬が気分変調性障害の症状を和らげ、患者はIPT-Dでの対人関係の問題に取り組みやすくなる。

第17章　双極性障害

診　断

　双極性障害は長い間深刻な精神科的障害として認識されてきた。治療者はうつと同様に躁の症状についてもよく知っているべきである（第2章参照）。ほとんどの双極性患者はうつ病相のときに治療を受けに来るが、現在うつ状態の患者であっても、躁症状の既往について聞くべきである。双極性患者は特別な注意を必要とするため、医師でない治療者は、躁の既往が疑われるときは常に、精神科医に相談して診断を明らかにし、薬物療法を導入したりモニタリングしたりするべきである。双極性障害の患者が自殺したり家庭や職場が混乱したりするリスクは高い。患者が躁であれば、薬物療法を続けることも、いかなる治療にとどまることも嫌がる。

　最近まで、治療研究はほとんど薬物療法のみに焦点をおいてきた。双極Ⅰ型障害（Bipolor I Disorder: ＢＰⅠ）の患者にとって薬物療法が不可欠であることには疑問の余地がない。双極Ⅱ型障害については、それほど知られていない。ここ数年の研究は、双極性障害の患者に対して薬物療法への付加治療としての精神療法の効用を探ってきた。精神療法がこれらの患者に対して有用であると期待する臨床的な理由がある。双極性障害は大いに混乱させられる状態であり、抑うつ症状、躁症状、精神病症状を通して対人関係を損ねる。患者がエピソードから脱するときには、自己の感覚が損なわれ、生活状況が激動していることが多い。さらに、ライフイベントが新たなうつ病・躁病エピソードを招きうる。最近のエビデンスは、ＩＰＴと行動療法を融合させた対人関係・社会リズム療法（Interpersonal and Social Rhythm Therapy:

IPSRT）が、双極Ⅰ型障害の患者に対して薬物療法の付加治療として有効であることを示している。行動療法的な要素は日常行動のバランスと安定に注目する。特に睡眠の維持は重要で、躁病エピソードを避けるために不可欠な要素である。

| エビデンスレベル | ＊＊＊ | 少なくとも一つのRCTにおいて検証されている。あるいは、効果が確立した治療と同等であることが示されている。 |

175人の患者の無作為臨床研究において、フランクら（Frank, et al., 2005）は、気分安定薬を集中臨床マネジメント（Intensive Clinical Management：ICM）の中で投与するという対照群に比べて、ＩＰＳＲＴとの組み合わせで投与したほうが効果があるということを示した（Frank, et al., 2005）。その研究は複雑で、急性期と維持期の治療のそれぞれにおいてＩＰＳＲＴかＩＣＭに割り当てるという二重の無作為振り分けのデザインであった。最初の安定までの時間はＩＰＳＲＴとＩＣＭで異ならなかったが、ＩＰＳＲＴの患者のほうが急性期の治療において社会リズムを規則正しくさせた（Frank, et al., 2005）。

急性期にＩＰＳＲＴを受けた患者は、維持期にＩＰＴとＩＣＭのどちらを受けているかにかかわらず、維持期においてエピソード再発までの正常気分の期間が長かった。急性期にＩＰＳＲＴを使って社会リズムを規則正しくする能力は、維持期における再発の可能性の低下にも関連していた。ここから示唆されることは、ＩＰＴと社会リズム療法を双極Ⅰ型障害の患者の急性期に導入すると予防効果があるということである。しかし、身体的問題を多く持つ双極性患者は、寛解に至るまでに長くかかり、ＩＰＳＲＴよりもＩＣＭ（患者の身体症状に焦点を当てた）のほうがよかった。対照的に、ＩＰＴは患者の生活の社会的安定を増すことに焦点を当てた（Frank, et al., 2005）。パニック障害を併存した患者では、結果が不良であった。

修　正

これは、単独の、第一の治療法としてではなく、薬物療法の付加治療としてデザインされた初めてのＩＰＴの修正である。また、これはＩＰＴを行動療法と統合させる初めての試みでもある。

ＩＰＴを双極性障害に適用する上での問題は、うつ病相にあるのではない。うつ病相については、ＩＰＴのアプローチはすでに十分に開発されている。問題は躁病である。ピッツバーグのフランクらは、躁病の決定的な側面は、一日の生活のスケジュールであるということを認識した。特に睡眠の欠如であり、それが躁病のきっかけとなることが多い。したがって、彼らは日常の社会活動（特に睡眠）を規則正しくするための行動療法的アプローチを開発した。患者は、ソーシャル・リズム・メトリック（ＳRM）と呼ばれる活動の週間表に記入する（訳注：表17.1参照）。それは毎朝始まり、１日中続き、日々の日課をマークしていく。患者はＳRMを治療者と共に振り返り、自分のスケジュールがどれほど規則正しいか、活動はどの程度刺激的か（朝食で何名の人に会ったか、など）、そしてどんなことが、予測可能な、秩序のある昼と夜の妨げになりうるか、ということを見ていく。そのような日常行動パターンに注目することは、患者が自分のスケジュールを規則正しくするのを可能にし、結果として、例えば、学生が徹夜をして躁病エピソードを起こす可能性を減らすことになる（Frank, Swartz, & Kupfer, 2000）。ＩＰＴは躁病がひとたび起こるとそれを治療しようとはしない——患者が治療者の言うことを聞いて協力しようとしないときである——が、再発を抑えようとするものである。

　双極性障害のうつ病相は単極性のうつ病と同じように治療をされる。うつ病エピソードに関連した複雑化した"悲哀"、"役割をめぐる不和"、"役割の変化"とともに通常うつ病が起こる。もう一つの対人関係焦点が加えられている。それは、「健康な自己を喪失した悲哀」である。この概念は、患者は重度の躁病あるいはうつ病エピソードから寛解するかもしれないが、人生がぐらついているのを見出す、という現実を含むものである。患者は、悲哀のプロセスを踏み、病気が自分の人生にもたらした影響と折り合いをつける必要がある。これは"役割の変化"の特別なケースと見ることができるだろう。

症例	ジェットコースターを飼いならす

　28歳の女性Ｂさんは、双極Ⅱ型障害で受診した。彼女はほとんどの

間抑うつ気分で、ストレスがあると軽躁状態になり、衝動的な行動と軽い浪費をした。初診時、彼女のハミルトン抑うつ評価尺度は23（中等度の抑うつ）であった。彼女の生活におけるストレスは、仕事のプレッシャーと、２年に及ぶ、年上の既婚の有名人Ｃとの葛藤を抱えた性的関係などであった。出版社における彼女の仕事は、印刷の締め切りに間に合わせるように頻繁に徹夜をさせられた。そのパターンが、彼女の睡眠時間と気分を混乱させていた。Ｂさんは、自分の母親は躁うつ病と診断され、リチウムによく反応したと言った。彼女自身は過去に精神科医に会ったことはあるが、薬物療法を強調されたので行かなくなってしまった。彼女は薬を飲むのが怖かったのだ。

　治療者はＢさんを双極Ⅱ型障害と診断し、そのリスクと治療の可能性を話した。治療者は、双極Ⅱ型障害は、生涯にわたるものだが治療可能な病気であると指摘した。治療者は12週間のＩＰＳＲＴと、急性期の治療がうまくいったらおそらく維持治療も行うことを提案した。彼はまた、急性期の治療は重要であるが、治療目標は気分の全体的な安定であり、今後の抑うつエピソードと軽躁エピソードの両方を減じることだと強調した。患者はそれを「ジェットコースターを飼いならす」と名づけた。

　Ｂさんは母親のようにリチウムを飲むことは嫌がったが、別の薬は受け入れ、症状は部分的に和らいだようであった。それにもかかわらず、彼女はほとんどの間抑うつ的で、軽躁状態になりそうな傾向があると言った。ソーシャル・リズム・メトリック（表17.1参照）を用い、彼女と治療者は不規則な睡眠時間を振り返り、よい「睡眠健康法」について話し合った。つまり、夜にスローダウンし、カフェインとアルコールを避け、就寝前にはリラックスすることだけをし、毎日同じ時間に就寝し起床するということである。Ｂさんが徹夜をしなくてすむためにはどのような仕事の選択肢があるかを話し合い、彼女は仕事の間隔をあけることと先延ばしにしないことで徹夜を最小限にすることができると判断した。

　途中で、治療者は、患者の抑うつは彼女が愛している仕事に関連しているのではなく、彼女の「ＶＩＰの恋人」であるＣとの関係に関連していることが多いということに気づいた。彼らはこれを"役割をめぐる不和"と決めた。Ｂさんはこの関係の中で尽くす役割を果たす傾向があっ

たが、自分がないがしろにされ誤解されていると感じていた。標準の"役割をめぐる不和"のアプローチを使って、患者と治療者はCについて、そしてCとの関係についてのBさんのポジティブな気持ちとネガティブな気持ち、彼女がその関係から何を求めているのか、彼女の願いをかなえるにはどうしたらよいのかを探った。軽躁のときを除けば、Bさんはその関係の中では極端に受動的であり、自分のニーズを表現することも、Cとの間に境界を設定することも非常に難しかった。

　ＳＲＭを用いて、Bさんは睡眠と活動のスケジュールを計画的に、規則的にすることができた。彼女は最初のうちはこれがどれほど役に立つのだろうかと疑っていたが、自分の気分と気力のレベルに違いをもたらしたということを認めた。かなりのロールプレイをして、彼女は自分の希望を前よりもCに言うことができ、彼は完全に受け入れたわけではなかったが、彼女の意見を尊重し、いくつかの希望においては彼女に歩み寄った。たとえば、休みを一緒にとるといったようなことで、患者はそれを大きな成果だと思った。ハミルトン抑うつ評価尺度は12セッションの終わりまでには9に低下した。Bさんはそれから2年間の維持セッションに契約した（第11章参照）。維持治療の間は、ごく軽いうつ状態が続いたが、軽躁状態にはならなかった。

コメント　一つの、大きな研究からは、ＩＰＳＲＴは双極Ⅰ型障害の治療において気分安定薬への付加治療としての重要な進歩であると思われる。薬物療法なしでの効果は知られていない。フランクら（2005）は、患者を2年間治療したが、双極性障害は生涯にわたるものであり、継続的な治療の適応となる。双極Ⅱ型障害へのＩＰＳＲＴの適用は、研究に値する。

表17.1　ソーシャル・リズム・メトリックⅡ，5項目版（SRM-Ⅱ-5）

_____の週

記入の仕方：
① あなたが以下の日常活動をしたい理想的な目標時刻を書いてください。
② それぞれの日に、あなたが実際にその活動をした時刻を記録してください。
③ その活動に関わった人を記録してください。
　　0＝自分だけ
　　1＝他の人がそこにいた
　　2＝他の人が積極的に関わった
　　3＝他の人がとても刺激的だった

活動	目標時刻	日曜日 時刻 人	月曜日 時刻 人	火曜日 時刻 人	水曜日 時刻 人	木曜日 時刻 人	金曜日 時刻 人	土曜日 時刻 人
起床	①	②③						
他人との最初の接触								
仕事 学校 ボランティア 家族の世話の始まり								
夕食								
就寝								
毎日の気分を－5（とても落ち込んでいる）から＋5（とても元気）で評価する								

毎日の気分を－5（とても落ち込んでいる）から＋5（とても元気）で評価する
人＝そこにいた人についての番号（③）

（E. Frank著「双極性障害の治療」[2005]から引用）

第Ⅲ部

第18章　物質乱用

　物質誘発性障害に加えて、物質使用障害のカテゴリーは、アルコール、アヘン、コカイン、ニコチンなどの物質への依存や乱用からなる。物質乱用と依存は、多く見られる状態で、人を衰弱させるものである。人間関係が破綻したりソーシャルスキルが蝕まれたりすることが多い。したがって、薬物をやめることは、薬物使用がぶち壊したソーシャルスキル、人間関係、生活上の役割の再構築を必要とするため、IPTのモデルに当てはまる"役割の変化"である（Cherry & Markowitz, 1996）。残念ながら、現在手に入るデータからは、治療の焦点が物質使用障害である患者の治療法としてIPTを勧めることはできない。

　物質乱用の患者についてはネガティブな結果に終わったIPTの研究が二つあり、アルコール使用障害の患者については研究が行われていない。二つのうち一つの研究では、IPTは、72名のメタドン維持中のアヘン依存患者に対して、精神病理を減じるための標準的な心理社会的介入に加えて行われた（Rounsaville, Glazer, Wilber, Weissman, & Kleber, 1983）。どちらの治療グループも改善したが、IPTを加えることのメリットは見出されなかった。すべての患者がすでによい薬物乱用治療と精神療法を受けていたため、天井効果という問題を起こしており、効果的な治療の間に違いを示すのが難しい。

　IPTは、経静脈投与のコカイン依存患者がコカインを断ちやすくするためにも効果的でなかった（Caroll, Rounsaville, & Gawin, 1991）。その12週間の研究では、IPTは行動療法と比較された。どちらも高い脱落率と低い反応率が特徴であり、IPTの利点を示すものはなかった。

　私たちは現在、気分変調性障害で、続発的にアルコール乱用あるいはアルコール依存となった患者の治療法として16週間のIPTと短期支持的療法

を比較した、小さい、無作為割り当てのパイロット研究の結果を分析しているところである。どちらの治療もＡＡ（アルコール・アノニマス）への出席の推奨と組み合わせたが、実際に参加した患者はほとんどいなかった。症例数が少なすぎてグループ間の違いを明らかにすることができないが、それぞれのグループがうつにおけるいくらかの改善とアルコール消費量の減少を示した。ＩＰＴはうつの治療においては効果が大きいことが示唆されるが、併存するアルコール乱用/依存の治療については利点が示唆されていない。

エビデンスレベル　　　　　ネガティブな所見：ＩＰＴは対照群に比べて優れていない。

修　正

　ＩＰＴをこれらの患者に用いる理論的根拠は、物質使用障害は不十分な対人関係を埋め合わせるための試みであるか、あるいはすでにある人間関係にネガティブな結果をもたらしているという仮説であった。目標は患者が対人関係の問題を解決できるように助け、ストレスを緩和する新しいスキルを育て、物質使用の必要性をなくすことであった。アヘンへの渇望をメタドンが減じた患者は、精神療法に取り組みやすいだろうという希望もあった。

　ＩＰＴはメタドンで維持された患者への付加治療として用いられ、コカイン乱用患者に対してはコカインを断つための唯一の介入あるいは組み合わせの治療として用いられた。ＩＰＴの他の修正はわずかなものであった。セッションの内容は物質乱用の患者に特有の問題に合わせ、焦点は、うつ病を治療することから、物質乱用を減じたりなくしたりすることとよりよい社会的・対人関係的コーピング戦略を育てることに切り替えられた。

　患者は薬物をやめる必要性を受け入れ、衝動性をコントロールし、自分がどういう状況で薬物を使用し手に入れるかを理解するように励まされた。対人関係質問項目では、薬物使用歴と、それに対する家族の反応、患者の対人関係行動と薬物の入手と経済的やりくりに必要な行動の両方に薬物がどのような影響を及ぼしているか、不法な行動とそれに伴うリスクについて探った。通常のＩＰＴの問題領域が用いられた。これらの修正はうまくいかなかったので、物質乱用の患者にそれを用いるように勧めることはできない。

ＩＰＴがメリットを示すことができなかったことについては多くの理由が考えられてきた。研究用に患者を募集し留めておく方法に問題があり、患者は対人関係の焦点が自分たちの問題に関連しているとは信じていないようであった。最初の研究では、患者に精神療法への興味を持たせようとする前に、薬物への渇望と不快気分を和らげるためにメタドンで安定させることが重要であった。メタドンによる維持と統合的な薬物治療プログラム（すでにグループ精神療法を含んでいる）によって深刻な薬物乱用の結果がなくなっていたということもありうる。

　気分変調性障害とアルコール乱用の研究では、ＩＰＴ治療者は断酒を達成することに"役割の変化"として焦点を当てた。アルコール乱用をうつ病のように、病気であり、患者の落ち度ではない状態として扱った。治療者は飲酒エピソードを対人関係ストレスに関連づけようとし、患者は両方を日記に記録した。通常は、気分の変化と飲酒行動を生活状況に関連づけることができた。患者はまたＡＡの集まりに出席するように励まされた。参加者はいくらかの改善を得たように見えたが、短期支持的精神療法に割り当てられた他の患者に比べて有意に大きい改善ではなかった。

　コメント　物質乱用が多くの精神療法的アプローチを妨げるということは長い間臨床的に認識されてきた。出版された文献によると、再発防止に焦点を当てたＩＰＴではない治療法（例えば、認知行動療法）、動機づけ面接（motivational interviewing）、ＡＡあるいは他の12ステップサポートグループ、解毒（detoxification）、適切なときにはリハビリテーションが、物質使用障害の患者には好ましいかもしれない。薬物を断ったあとには、そのような患者が生活と人間関係を立て直すのにＩＰＴの技法が役に立つかもしれないが、この時点でのＩＰＴのメリットは推論にすぎない。ＩＰＴは決してあらゆる状態のあらゆる患者に用いることを意図されたものではなく、物質乱用は、ＩＰＴの適用が限られた効用しかない領域なのかもしれない。

第19章　摂食障害

診　断

　神経性無食欲症と、特に神経性大食症は、気分障害と重なることが多い精神科的障害である。どちらもボディ・イメージが歪み、食行動へのコントロールを失う（DSM－IV参照）。

　ＩＰＴは、フェアバーンら（Fairburn, Jones, & Peveler, 1991; Fairburn, Jones, Peveler, Hope, & O'Connor, 1993; Fairburn, et al., 1995）によって神経性大食症に対する個人療法として修正され、ウィルフリィら（Wilfley, Mackenzie, Welch, Ayres, & Weissman, 2000）、同じくウィルフリィら（Wilfley, et al., 2002）によってグループ療法として修正された。ＩＰＴはＣＢＴに比べると効果が出るのが遅かったが、最終的には神経性大食症の二つの研究においてはＣＢＴに追いつき、第3の研究（Agras, Walsh, Fairburn, Wilson, & Kraemer, 2000）ではＣＢＴよりも効果がなかった。神経性無食欲症に対しては、外来治療で多くのメリットを示した治療はなく、ＩＰＴもまた、行われたたった一つの研究において、ほとんど効果を示さなかった（McIntosh, et al., 2005）。

エビデンスレベル ＊＊＊＊　**神経性大食症に対する個人およびグループＩＰＴ**：ＩＰＴが対照群に比べて優位であることを示した少なくとも二つの無作為割り当て比較対照試験（ＲＣＴ）において検証されている。

エビデンスレベル　**神経性無食欲症に対して**：ネガティブな所見：ＩＰＴは対照群に比べて優れていない

修　正

　フェアバーンは、IPTの要素をCBTの要素と比較したかったということも理由の一つであるが、神経性大食症用にIPTにいくつかの変更を加えた。まず、IPT治療者が頻繁にうつ病は病気であると強調するのに対して——うつ病患者はそれを忘れて、自分自身と病気を混同して自分を責める傾向にある——神経性大食症の患者にはそのような問題はない。彼らは自分が神経性大食症と食についての問題を持っていることを思い出させてもらう必要がない。したがって、IPT治療者は、神経性大食症に病気として焦点を当てるのではなく、治療の初めに診断をつけたあとは、食べ物、食べ方、ボディイメージなど——患者の会話における通常の話題——について話し合うことを避けた。CBT治療者はそのようなことに焦点を当てたが、IPT治療者は患者が食事の話題を持ち出したときにはさえぎり、過食エピソードのきっかけになる、気持ちや対人関係についての不快を検討するように軌道修正した。障害の特徴に合わせたこの修正は有用に思われた。したがって、IPTは食症状に直接焦点を当てるのではなく、感情とそれが起こる対人関係状況に焦点を当てたということになる。

　次に、ロールプレイもCBTの技法であるため、IPT治療者はフェアバーンの研究ではそれを使わないように頼まれた。これはIPTの一つの強力な可能性がなくなったことを意味する。私たちはIPT治療者が自分の臨床で神経性大食症の患者を治療するときにロールプレイを避けるのはお勧めしない。

　神経性大食症に対するIPTのグループ療法としての修正は第23章に記す。

症例　思考の中での肥満

　27歳の独身女性のEさんは、出版社で働くアシスタント編集者だが、神経性大食症で受診した。彼女の主訴は「恥ずかしいことですが、私は食べることをコントロールできないんです」というものだった。

　Eさんは14歳のときから過食嘔吐を繰り返していると言った。普段はほとんど食べず、それから周期的にパウンドケーキや甘いものを大量

に過食するのだった。彼女は筋肉質でやせており、スポーツジムで頻繁にトレーニングをしていたが、「人からはわからない」ところで「とても太っている」と感じており、鏡を見ては外見の欠点を強迫的に探していた。同様に、1日に何度も体重を測って、体重が受け入れられないものであると自らに吐くことを強いていた。1日に最低1回は吐いており、それが必要な儀式だと思っていた。彼女には人とのつきあいはあったが、自分の食行動に「嫌気がさす」か、自分の気分によってしらけるだろうと確信していたので、誰にも気持ちを打ち明けていなかった。家族とルームメイトにも同様に距離をとっていた。多くの性的関係を持ってきたが、自分は1人の男性と3回以上のデートはしたことがないという強がりを宣言していた。男性は「どういうわけか」彼女に魅力を感じるが、たちまち彼女の醜い側面に気づくのだと感じていた。

　Eさんは SSRI（選択的セロトニン再取り込み阻害薬）を適切な形で2回試したがほとんど改善していなかった。彼女はSSRIのせいで体重が増えたと感じていた。力動的精神療法を2回受けており、それぞれが約2年続いたが、ほとんど改善しなかった。インターネットで知り合ったデートの相手に「捨てられた」ことと仕事のプレッシャーが増えたことによって過食が悪化し、彼女は受診した。症状には、増悪した過食と、3ポンド（約1.4キロ）の体重増加、それに続く嘔吐の増加と運動の増加などがあった。彼女には中等度の抑うつ症状（ハミルトン抑うつ評価尺度スコア＝18）もあった。

　治療者はEさんを神経性大食症と診断した。彼女の食行動は生活状況に関連しているかもしれないということを治療者は指摘し、彼女はこの関連に興味があるだろうかと尋ねた。人間関係についての彼女の懸念を理解し、治療者はこれから16週間をかけて対人関係機能と症状の関連を理解することと新しい対人関係スキルを育てることを提案した。治療者はこれを、彼女の最新の別れに続く"役割の変化"として説明した。彼女は同意した。

　Eさんは食物の話題に陥ることが多かったが、治療者は彼女が心配になる状況は何かを探した。過食をしたとき、彼女はどう感じていたのか？ 何かが起こったのか、起ころうとしていることに不安だったのか？ 彼

女はどんな気持ちだったのか？　治療者はそれらの気持ちは正常なものだと一生懸命に言った。患者はそれらの気持ちを「変」だとか異常だとかみなしがちだった。彼女が失望や怒りを認識し、そのような気持ちが起こってくる対人関係の状況のパターンに気づくと、治療者と彼女はそれを言葉にして他人に表現する方法を考え始めた。

　　どういうふうに言いますか？　……それはどのように聞こえましたか？　それはあなたが言いたいことですか？　「ノー」と言うときにどのくらい心地よいですか？

　Eさんは仕事やデートで自己主張することと、他人との間に境界を設定することが難しかった。他人を喜ばせようとする努力の中で、自分自身の望みを無視することが多く、予想できる不幸な結果を招いた。みだりに触れられたと感じたデートのあとで、あるいは仕事の割り当てが彼女に押しつけられたあとに、彼女は無力に感じることが多く、その気持ちはほとんど必然的に過食につながった。過食はほんの短い間は気持ちを慰めるが、すぐに悩ましいものになり、それから、嘔吐につながり、自分を「気持ちの悪い変人」のように感じた。彼女は自分の気持ちをためらいがちに表現するようになった。最初は仕事の同僚と、彼女の働く時間と仕事の責任について決め、それによって締め切りのプレッシャーをいくらか軽くした。それからさらにリスクを伴うように見えるステップに進み、デートの相手に、自分はデートで何をしたくて何をしたくないかを話した。最初のうちは、自分の気持ちを表現しても何もよいことがないのではないかと疑っていたが、どちらの状況でも成功に驚き、食と気分の症状が共に減じたことに気づいた。

　16週間の治療の終わりまでに、Eさんの過食の頻度は減じ、4週間吐いていなかった。ハミルトン抑うつ評価尺度は正常範囲に戻った。さらに、彼女は自分の対人関係と過食症状の重要な関係を初めて認識した。治療者は彼女が達成したものを祝い、月1回の維持治療に合意し、彼女はその2年半の間ほとんど症状がないままだった。今では初めて関係が続いた男性がいて、婚約をしている。

コメント 併存するうつの有無にかかわらず、神経性大食症はＩＰＴで治すことができる。Ｅさんは単に摂食症状を克服しただけではなく、対人関係というおそらくさらに重要な領域に取り組むことによって、それを実現したのだ。多くの神経性大食症患者と同じように、Ｅさんは食のことで頭が一杯であったため、気持ちと対人関係の関連がわかっていなかった。

第20章　不安障害

> 背　景

　不安障害に対する精神療法は、認知療法や行動療法において最も確立されてきた。DSM－IVの診断基準の中には認知的な考え方に共鳴するものもあり、研究からは、ＣＢＴが一連の不安障害に効果を表すことが多いということが示されている。しかし、すべての患者が一つの治療法に反応するわけではなく、ＣＢＴの枠組みの中で取り組める患者がいる一方で、それを受け入れるのが難しい人もいる。近年、ＩＰＴ治療者は不安障害を治療するようになってきた。社会不安障害（社会恐怖）、ＰＴＳＤ、パニック障害などである。多くの不安障害が大うつ病性障害と併存しているため、大うつ病性障害に焦点を当てているＩＰＴ治療者にとって、不安障害にもプラスであるかどうかを知ることは安心につながるだろう。

エビデンスレベル　＊＊　（エビデンスは障害によってさまざまである。全体的に、研究は初期の段階にある）一つ以上のオープントライアルあるいはパイロット研究において有望な所見。社会不安障害に対するＩＰＴの効果を検証する大規模研究がドイツで進行中。

> 修　正

　不安とうつは重なることが多く、ＩＰＴの問題領域はどちらにも適用できるようである。同様に、不安な患者は、怒りの表現、人々に向き合うこと、自己主張が抑制されている。少なくともＤＳＭの不安障害のいくつかが重要

な対人関係的側面を持つ。したがって、一般的なＩＰＴのアプローチは不安障害に対してほとんど見直さなくてよいようである。

社会不安障害（社会恐怖）

　気分変調性障害（第16章）と同じく、社会不安障害は慢性の障害である。社会不安障害の人は社会的な状況において恥をかくことを恐れている。つまり、間違ったことを言ったり、赤面したり、その他、他人の目に愚かにあるいは無能に映ることを恐れているのである。結果として、彼らは社会的なやりとりや親しい人間関係を避け、ソーシャルサポートもほとんど持っていない傾向にある。したがって、社会恐怖の中心的病理は、ＩＰＴの適切なターゲットに見える。

　社会恐怖は慢性の症候群であるのでリプシッツら（Lipsitz, Fyer, Markowitz & Cherry, 1999）は気分変調性障害と同じように、医原性"役割の変化"の概念を社会恐怖にも適用した。新しい対人関係のオプションを探ることによって、患者は非適応的な社会的やりとりを変えて、より効果的に機能し、よりよい気持ちになる。そうしていくにつれて、長く続いたパターンは治療可能な病気であって、自分自身に不可欠な部分ではないということを認識するようになる。治療自体が、治療者と患者が始める健康への"役割の変化"となる。リプシッツとマーコウィッツ（LipsitzとMarkowitz, 2006）はまた、高度に孤立した社会不安の患者について、「対人関係の欠如」に代えてより良性の「役割不安」という言葉を使っている。

　気分変調性障害の患者のように、社会恐怖の患者は自分の社会的機能についてどうせだめだという気持ちを持ち続けてきており、新しい社会的状況に入るには、かなりの励まし、支え、ロールプレイを必要とする。しかし、一般に、うつ病に対する通常のＩＰＴのアプローチが、これらの患者にも役立つようである。

　ノルウェーの研究グループがグループＩＰＴとグループＣＢＴを比較した研究が完了したところであり、双方の治療が同様に効果的であることを見出した（Hoffart, 2005）。

症例	話すのが怖い

　H氏は、35歳のビジネスマンであるが、人前で話をするときに最も劇的に起こる、生涯にわたる社会不安の治療を求めて受診した。H氏は吃音を持って育ったが、それを話し方のレッスンと大きな努力によって克服した。同級生は彼の話し方をからかい、中学校時代の教師はクラス発表のときに一度彼に恥をかかせたことがあった。感心にも、彼は大学のディベートチームに参加し、自分は人生におけるこの重要な部分を乗り越えたと感じた。

　同僚や顧客の大きなグループの前でプレゼンテーションをする必要がある会社に入り、彼は、父の病気と失恋という背景の中、重要な売り込みをしていたときに、意識がぼうっとし、立ちすくんでしまい、それからパニック症状で完全にだめになってしまい、ぞっとするという経験をした。それ以来、彼は会議で脅かされているように感じるようになり、赤面したり、発汗したり、話すときに声が変わったりすることを恐れ、積極的でうまく成功していたキャリアから全体的に退くようになった。彼は上司によって特に脅かされていると感じていた。上司は、いつも彼のことを批判している感じだったが、この一件以来、さらにそう感じられた。これは何ヵ月もの間問題になっていた。

　H氏は常に「内気」で、家族以外の関係においては常にためらいがちであった。彼は両親と姉と親しかったが、親しい友達はほとんどいなかった。デートは拷問であった。異性の前ではとても不安に感じたのでほとんど話せなかったからである。彼は言葉につっかえ、発汗し、赤面し、引きこもった。その大きなプレゼンテーションの数ヵ月前にとうとうためらいがちな関係を同僚と始めたが、彼女のはきはきしたところを怖く感じ、引き下がった。そして彼女がその後彼を振ると、自尊心を傷つけられたと感じた。

　H氏のIPT治療者は、彼を全般性の特徴と特定の（人前で話す）特徴をどちらも持つ社会不安障害と診断した。彼はこれを治療可能な慢性疾患だと言い、H氏の責任ではなく、社会的な状況での対人関係についての不快感に関連していると言った。治療は上司との"役割をめぐる不

和"としてフォーミュレーションされたが、女性との別れも治療焦点だということを認識していた。彼らは16週間の治療に合意した。

　治療の焦点は、仕事におけるH氏の気持ちと、彼の対人行動によって彼の希望とニーズがどのように伝わっているかということに置かれた。まずは、同僚と話すことと、マイクと昼食をとることについて話し合った。マイクは彼の同僚で、彼はマイクのことが好きだったがマイクは自分のことを嫌いだろうと恐れていた。H氏はマイクとの距離を縮めることの是非に確信は持てなかったが、彼を食事に誘うことに原則として問題はないという点で治療者に同意した。治療者は友達がほしいという彼の希望を正当なものだとし、ソーシャルサポートを持つことの重要性を話し合い、彼の言い方をロールプレイした。「やあ、何か食べないかい？」彼らは、言葉や声の調子を、彼ができるようになるまで微調整した。

　昼食の計画が立てられ、うまくいった。H氏はその後、消化不良になったということを話しながらも、うまくいったことを認めた。同僚との間にさらに成功が重ねられ、彼はだんだんと心地よくなり、赤面や吃音を前ほどは気にしなくなった。こうして自信がつくと、彼は未だに気詰まりな上司ロッドとの関係に取り組む気になった。注意深く分析すると、誰に対してもほとんど容赦なく威張り散らすタイプの上司の行動に対して、彼は正当である以上に強く反応しているようだった。

　治療者とH氏は、ロッドの批判を個人的にとるべきかどうかを話した。彼らはもう一度、彼がその状況から求めているものは何か、それを達成するための選択肢には何があるかを話し合った。H氏は自分の仕事のできばえはどうか、そして──いくらかの恐怖を持って──例のプレゼンテーションでの失敗についてさえ話す場を設けることを決めた。彼はこのミーティングに汗をかき、震え、心配をして向かったが、仕事が自分にとってどれほど重要であるかということと、プレゼンテーションの失敗のためにチャンスを損ないたくないということをロッドに伝えることができた。H氏と治療者が話し合っていたように、実はロッドはその出来事をH氏よりもはるかに深刻にとらえていなかった。H氏には永遠の沈黙に思われたものは、ロッドには長い息継ぎにしか見えていなかった。ロッドは無愛想に彼の将来のチャンスは「他の人と同じだ」と言った。

これはH氏には大きな安心となった。症状は減じ続けたが、人前でプレゼンテーションをすることには緊張し続けていた。治療の終わりが近くなり、また売り込みをする機会が生じたとき、彼は緊張した。彼と治療者は偶然起こるかもしれないことを話し合いロールプレイした。話をすることに不安を感じたときに何を言うかということも含めて話し合った。不安症状は、個人的な欠点ではなく症状として説明された。話はかなりうまくいった。H氏は緊張したが、切り抜けた。
　16週間の終わりに、H氏の社会不安障害はうまくコントロールされていた。彼と治療者は1年間の月1回の継続治療の契約をし、その間、彼は仕事でうまくやり続け、いくつかの大きなプレゼンテーションに成功し、デートにも取り組み始めた。

コメント　　多くの患者にとって、仕事の役割の構造は、定義がはっきりしているため、一般社会のはっきりしない危険よりも取り組みやすい。仕事の領域で自信をつけると、社会的な場でのリスクを冒してみる気にもなる。H氏の例はこれを示している。

外傷後ストレス障害（ＰＴＳＤ）

　ＰＴＳＤに対する精神療法は、ほとんどすべて過去のトラウマの記憶とトラウマを思い出させる具体的なものに向き合うこと（曝露）に焦点を当てている。患者の中にはこのアプローチを拒否したり耐えられないと感じる人もいる。大うつ病性障害と同じく、ＰＴＳＤに対しても複数のアプローチがあると役立つだろう。したがって、慢性のＰＴＳＤに対して、曝露をベースにしない治療法としてＩＰＴが検証された (Bleiberg and Markowitz, 2005)。トラウマによって、患者は自分の社会的環境を信用できなくなり、引きこもるという点に注目した。ＩＰＴはトラウマに直接直面させることに焦点を当てるのではなく、どのようにして日々の社会的やりとりを処理しているか——どのように気持ちを表現しているか、どのように境界を設定しているか——というところに焦点を当てた。治療者はトラウマを思い出させるものに向き合

うよう患者に頼まなかったが、改善していくと患者は自発的にそうすることが多かった。ＩＰＴはＰＴＳＤの患者の多くに併存するうつ病を治療するのにも適している。

症例　地下鉄での強盗

　37歳の産業労働者Ａ氏は近所の地下鉄の駅で10代の若者にナイフで脅され盗難にあった。彼は自分が数ドルのために殺されかかったことにショックを受け、この事件についてのフラッシュバックや悪夢を繰り返した。地下鉄やバスを避け始め、かなりの距離を歩いて通勤した。友人、同僚、結婚12年の妻から引きこもり、自分は何も信じられず自分の世界は壊されたと感じていた。彼はまた「子ども」に盗まれたことを恥ずかしく感じ、この恥ずかしい話を他人には隠した。彼の症状には、不眠、不安と抑うつ気分、明白な驚愕反応、自分の人生は終わったという感覚などがあった。治療に来たとき、彼はDSM－ⅣのＰＴＳＤと大うつ病性障害の両方の基準を満たしていた。

　ＩＰＴ治療者はＡ氏が経験してきたことに同情し、彼をＰＴＳＤと大うつ病性障害と診断し、病者の役割を与え、その出来事を"役割の変化"と定義づけた。何が失われたのかを詳しく話す中で、Ａ氏は以前は親しかった妻との関係に焦点を当てた。彼は今では寝室で彼女から隠れるようにしていた。また、彼女も襲われるのではないかと恐れたため、彼女の家の外での活動を制限していた。彼らの性生活は強盗とともに終わり、彼はもう彼女に親密な気持ちを持ったり自分の気持ちを打ち明けたりできないと感じていた。同様に、彼は同僚からも引きこもっていた。

　治療者と患者は、Ａ氏の社会機能への強盗の余波は「ひどい目にあわせた上にまた侮辱を加えるものだ（ふんだりけったりだ）」と合意した。治療者はＡ氏が以前持っていた対人関係の力と強盗にあったあとにソーシャルサポートが失われたということに注目した。彼がどのように「自分の人生を取り戻す」ことができるか、特にどのようにして結婚生活を取り戻せるか、を話し合った。話し合いとロールプレイのあとで、彼は家に帰り、何年もの間で一番率直な話し合いをＡ夫人とした。彼は彼女

に、結婚と自分たちの生活を台無しにしたことを謝った。彼を驚かせたことに、彼女は同情的で、彼のことを弱虫だとは思っておらず、どのようにしたら事態を改善できるだろうかと尋ねた。翌週、治療に戻ってきたときの彼の気分はかなりよくなっていた。

　夫婦の関係は改善し続け、性生活も再開した。それに勇気づけられて、彼は同僚ともより親しくするリスクをとり始めた。14セッションの9回目までには、ＰＴＳＤも大うつ病性障害も寛解した。終結期には、Ａ氏は地下鉄も含めて公共交通の利用を再開したと打ち明けた。これは治療焦点でなかったにもかかわらず、である。彼は6ヵ月後のフォローアップでも無症状のままだった。

　治療が曝露でもフラッシュバックなどの症状でもなく、対人関係のやりとりと社会的サポートの再構築に焦点を当てていたことに注目してほしい。この一つの領域に焦点を当てることによって、ＩＰＴは全体的な改善を生み対人関係領域のみに限らない全般的な効果を生み出すようである。

　ジョージタウン大学のクラプニック（Krupnick, 1999）は、公立の産婦人科クリニックから集めた低所得の慢性ＰＴＳＤの女性に対してグループＩＰＴと通常の治療を比較したRCTを行った。その結果は大変良好のようである。オーストラリアでは、ロバートソンら（Robertson, Rushton, Bartrum & Ray, 2004）がＰＴＳＤ患者に対するＩＰＴ－Ｇを記しているが、これはまだ体系的に検証されていない。

パニック障害

　リプシッツら（Lipsitz, Gur, Miller, Vermes, & Fyer, 2006）は、パニック障害に対する小さなパイロットオープン研究も行い、やはり治療した患者のほとんどにおいて著明な改善を見た。この研究はうつ病に対する標準的なＩＰＴをパニック障害に適用している。パニック障害の発症と維持に関連した、広く、長期にわたる、対人関係問題に焦点を当てた。ほとんどの患者が"役割の変化"か"役割をめぐる不和"のフォーミュレーションに適合した。

コメント　不安障害に対するＩＰＴのすべての所見が有望であるが予備的であり、比較対照研究によって確認される必要がある。気分障害に対する一般のＩＰＴのアプローチを、ほとんど修正せずに不安障害に用いることができるようである。社会恐怖、ＰＴＳＤ、パニック障害が、すべて強い対人関係要素を持っているということは注目に値する。ＩＰＴは、より内面的な障害である、強迫性障害などには適用が難しいし、効果も少ない可能性がある。

第21章　境界性パーソナリティ障害

　ＩＰＴは一般にⅡ軸診断ではなくⅠ軸診断に対して用いられるものである。短期治療という枠組みと比較的急性の症状に注目するためである。だが、ＩＰＴをⅠ軸の中でも気分変調性障害や社会不安障害に応用できるということは、より慢性の患者にも役立つという可能性を示唆する。実際に、社会不安障害は回避性パーソナリティ障害と大きく重複するものである。ＩＰＴはパーソナリティ障害を治せるのだろうか？

　境界性パーソナリティ障害（Borderline Personality Disorder: ＢＰＤ）は多く見られる症候群で、人を衰弱させるものである。ＢＰＤの患者はメンタルヘルスのサービスを利用することが多く、その予後は悪いと歴史的に考えられてきた。この障害は気分障害と密接な関連がある。実際に、気分の不安定さはＢＰＤの主要な特徴である。ＢＰＤのその他の特徴は、アイデンティティ拡散、認知の歪み、そして、ＩＰＴ治療者の興味を引くことに、対人関係の障害がある。ＢＰＤは高率な自殺念慮、自殺のそぶり、既遂自殺とも関係がある。

　近年では、弁証法的行動療法（Dialectical Borderline Therapy: ＤＢＴ; Linehan, Armstrong, Suáres, Allmon, & Heard, 1991）やデイ・ホスピタルでの力動的精神療法（Bateman and Fonagy, 2001）がＢＰＤを治療できるということが研究から示唆されている。さらに、注意深く行われた縦断研究によれば、この障害は、一時はほとんど絶望的だと考えられたが、時の経過の中で治療とともに、あるいは治療しなくても、寛解することがあるということが示されている（Shea, et al., 2002）。

エビデンスレベル　検証中

> 修　正

　Ⅱ軸診断へのＩＰＴの適用が試験的に考えられた。一部分は薬剤も用いた小さな未発表の研究において、12回の毎週のＩＰＴセッションは、ＢＰＤの患者の治療として有望な見込みがあるということが感じられた (Angus & Gillies, 1994)。コロンビア大学のマーコウィッツら (Markowitz, Skodol, Bleiberg, 2006) は現在、危機的な対人関係状況にある境界性パーソナリティ障害の患者に対して8ヵ月間のＩＰＴを適用するオープン研究を行っているところである。第一印象は、ＢＰＤは気分障害と意味のある重複をしており、対人関係の困難がたくさんあるということである。

　コロンビアの修正は、(1)概念化、(2)障害の慢性度、(3)治療同盟の形成と維持の困難、(4)治療期間の長さ、(5)自殺のリスク、(6)終結、(7)ＢＰＤの診断スペクトラムの中でどういう患者を選択するかという点などで標準のＩＰＴを修正した。これらの修正と、ＢＰＤの治療法としてのＩＰＴの価値は、このような研究の結果を待つことになる。

> 概念化

　境界性パーソナリティ障害というのは、重大な抑うつ症状を持つ症候群であって、名前のつけ方がおかしいのだと患者に説明する。大うつ病性障害とＢＰＤの大きな違いは、うつ病の患者は怒りを表現することが難しいことが多いのに対し、ＢＰＤの患者もふだんはそうなのだが、周期的に過剰な怒りを爆発させる。それによって、ますます、できるだけ怒りの表現を避けようとするようになる。治療目標は、通常のＩＰＴと同じく、気分（怒りも含む）と対人関係の状況を結びつけ、そのような状況に対処するもっとよいやり方を見つけ、ソーシャルサポートやソーシャルスキルを改善するということである。ＢＰＤについての心理教育には、診断の現代的意味と古典的意味の違いを明らかにすることも含まれる。

　ＢＰＤの診断の慢性度は、気分変調性障害や社会恐怖に対するＩＰＴにも関連するものである。どちらも、長期の行動パターンが自己の感覚と関連するようになる。治療者は、そのようなパターンを人格ではなく病気の一部

して定義づけることによって、それらに違和感を覚えて変化させようと思えるように患者を助けることができる。

　治療同盟は、うつ病患者の治療よりもＢＰＤのほうがもろく複雑になる。ＩＰＴは典型的には治療者患者関係への焦点づけを避けるが、治療同盟に問題が起こってくると避けられないものになる。そのような問題が起こったときには、力動的な解釈をするのではなく、「今ここで（here-and-now）」の対人関係として扱う。

　治療は二つの時期を持つと概念化される。第１期は16週間で18セッションを行い、強い治療同盟を築き、フォーミュレーションを提供し、ＩＰＴの概念を紹介する。この最初の時期がうまくいけば、第２期として16週間で16回のセッションを行うか、あるいは、だいたい週１回のセッションを合計で８ヵ月間行う。さらに、治療者は週１回、10分間の電話を患者にかけてもよい。

　自己破壊的な行動と自殺のリスクはＢＰＤでの懸念事項である。注意深くモニターする必要がある。臨床研究においては、今のところ自殺行動は頻繁な問題にはなっていない。

　ＢＰＤ患者は見捨てられることに極端に敏感であるので、終結は早めに話し合う。このアプローチを用いることによって、悲しくはなってもうまく終結できており、患者は一般に治療が役に立ったと感じている。現在進行形の非適応的な対人行動パターンに取り組むことが重要であるので、このＩＰＴ研究はDSM－ⅣのＢＰＤで何らかの対人関係危機にある人を対象にし、極端に孤立した人（"対人関係の欠如"）で統合失調症性あるいは統合失調症型パーソナリティ障害を持つ人は除外した。

症例　怒りを超えて

　Ａ氏は、38歳の失業中の男性であるが、ＢＰＤと妄想性パーソナリティ障害があった。彼はアルコール依存の長い歴史を語ったが、今は酒を飲んでいなかった。彼の主な感情は怒りで、ＡＡ（アルコホリックス・アノニマス）のスポンサーを７人も変えてきた。治療者は面接室以外の場での彼の日常生活に焦点を当てようと努力したが、治療者とのやりと

りに対するA氏の過敏性のため妨げられることが多かった。一つのセッションから次のセッションの間にテープレコーダーが1インチでも動かされていると彼は気づいて抗議した。治療者の宝石やスタイリッシュな服装にも抗議した。ひとたび怒ると、彼は面接室から駆け出していって、ドアをピシャリと閉め、もう来ないと言うのだった。でも彼は戻ってきた——同じシナリオを繰り返しに。

　治療者は、果たして治療が進むだろうかと疑ってはいたが、踏ん張った。彼女は怒りこそが、A氏が治療に来ることになった問題であり、BPDの中核的な症状だということを指摘した。それはまさに彼らが取り組む必要のあることだった。彼女は患者を怒らせたことを詫び、人との関係についての彼の気持ちを表現する選択肢を探った。治療同盟が、精神力動的な解釈ではなく、今ここでの対人関係という観点から扱われたことに注目されたい。面接室の中での物事が改善されるとすぐに、治療者は治療の外での怒りをめぐる問題に焦点を当てようとした。つまり、AAでの問題や、近所での問題や、仕事の可能性をつぶしてしまうようなことである。怒りのパターンは続いたが、時と共に変化した。治療者の寛容とサポートによって、患者は怒りを感じるセッションであっても前よりも長くいられるようになったが、最初はただ黙って怒っているだけだった。治療のあとのほうになると、彼は部屋にいられるだけでなく、自分の気持ちを口に出すことができるようになった。すると治療の焦点は治療外の関係へと戻った。彼は、見捨てられる恐怖と、それに関連して、他人が自分を拒絶するのが怖いので自分の防衛をやめられないということについて話した。

　治療同盟がひとたび安定すると、治療外の関係への焦点に本気で取り組み始めた。A氏はAAのスポンサーとの問題を抱え続けていた。彼はスポンサーを熱愛していたが、スポンサーが自分を裏切ることが多いとも感じていた。治療者は彼の怒りのいくらかを正当化することができ、ロールプレイの中で、A氏がもっと抑えた表現方法を選べるように助けた。

　スポンサーとのやりとりはうまくいき、前のスポンサーシップはうまくいかなかったが、今回の関係は維持された。8ヵ月間の治療の終わり

までには、Ａ氏はＡＡで前よりも活発になっており、AAの友達や近所の友達に前よりも親しみを持って接しており、２年間失業していたが仕事を得られる見込みだった。彼はもはやＢＰＤの診断基準を満たさず、うつの程度もずっと軽くなっていた。彼はためらいながらも、自分は治療で多くを学び、治療者と会えなくなるのは寂しいだろうとすら言うことができた（この症例は、出版社の許可を得て、Markowitz, Skodol, and Bleiberg, 2006から引用した）。

第Ⅳ部

第22章　他の文化圏におけるＩＰＴと発展途上国におけるＩＰＴ

> 概　観

　ＩＰＴは、アメリカの内外ともに、さまざまな文化圏においてうまく活用されてきた。ＩＰＴのトレーニングプログラムは、オーストラリア、オーストリア、ブラジル、中国、チェコ共和国、エチオピア、フィンランド、フランス、ドイツ、ギリシャ、ハンガリー、アイスランド、インド、アイルランド、イタリア、日本、オランダ、ニュージーランド、ノルウェー、ルーマニア、スペイン、スウェーデン、スイス、タイ、トルコ、ウガンダ、イギリスにおいて行われてきた。ＩＰＴマニュアルは、イタリア語、日本語、ドイツ語、フランス語に翻訳されてきた。国際ＩＰＴ学会にはホームページがあり (http://www.interpersonalpsychotherapy.org/)、世界中から臨床家や研究者を集める会議を開いている。

　アメリカでは、ＩＰＴは、アフリカ系アメリカ人とヒスパニック（主にプエルトリコ人とドミニカ人）の背景を持つ人たちに対する臨床研究で効果を示してきた。しかし現在まで、これらのさまざまな文化的背景を持つ患者たちの治療におけるＩＰＴの用い方の違いについては、体系的な研究がほとんど行われてこなかった。さらに、修正は大うつ病性障害の治療に焦点を当ててきた。アングロサクソン以外の文化圏で現在までに行われた唯一の気分障害以外へのＩＰＴの修正は、ノルウェーのグループが入院環境において社会恐怖の患者に対して行ったグループ治療である (Hoffart, 2005)。

文化的な修正の原則

　IPTを文化的な事柄に応じて修正する原則はシンプルであるが、それを実行する際には臨床家と患者にとって重要な課題が浮かび上がるかもしれない。IPT治療者が、自分が属していない文化について話し合うときには注意深さが欠かせない。ここにいくつかのガイドラインを示す。

1. いかなる適用においても、その文化になじんでいる人がチームに入ってサポートしなければならない。
2. 治療する障害の症状がどのような臨床像を呈しているか、その文化においてどのように解釈されているかを理解することが重要である。
3. 患者の文化ではどのような介入が受け入れられるのかを知ることはきわめて重要である。アメリカの主流文化では適切だと思われるものでも、他の文化では鈍感で無礼であるとみなされるかもしれない。
4. IPTの問題領域（"悲哀"、"不和"など）と、変化や解決のために用いる技法とを区別することは有用である。前者はうつ病のきっかけとして普遍的なものであると言えるが、後者は文化との結びつきが強いものである。

　問題領域が文化的にどう位置づけられるかも理解する必要がある。例えば、夫婦不和は不貞という状況の中で起こることがある。不貞というのは、結婚が珍しい文化や妻を１人以上持つことが標準の文化では異なる意味を持つ。同様に、この状況に対する反応として受け入れられるものは、文化によって異なるだろう。しかし、夫婦不和における感情的なテーマである、裏切り、見捨てられ不安、自分自身と子どもの経済的安全についての心配は、どの文化でも同じであろう。不和に関連してうつ病が発症するということは、これらの不和の性質と同様、行き詰まりにあろうと、交渉中であろうと、離別にあろうと、文化によって変わらないだろう。不和を解決するための文化的に適切な選択肢（つまり、解決をもたらすために用いる戦略）を認識し尊重しなければならない（例えば、アメリカのある領域では言葉で直接意見を言うこと、ウガンダではまずい料理を作ること、いくつかのラテン系の文化では

親戚のサポートを得ること)。

　うつ病に対するＩＰＴを多様な文化圏に翻訳することの容易さは、たぶん、うつ病のきっかけとしてＩＰＴで見つけ出す問題領域(例えば、愛する人の死、生活において重要な人との間の不一致、親しい愛着関係を妨げる生活の変化)は、文化圏を超えた、本質的で普遍的な人間の状態の要素だということを反映しているのだろう。ＩＰＴを多様な文化で用いた経験から、これらのうつ病のきっかけや人間の愛着の障害は文化を超えて変わらないということが示唆される(Miller, 2006)。

| エビデンスレベル ★★★★ | 大うつ病性障害へのＩＰＴが異なる文化圏で効果があるということを示すエビデンスは優れている。しかし、それぞれの文化に対する実証は一つか二つの研究に基づいているにすぎない。文化圏を超えてＩＰＴが用いられることをサポートするのは、ウガンダにおける臨床研究(Bolton, et al., 2003)、プエルトリコとアメリカにおけるヒスパニックの青年に対する研究(例えば、Rossello & Bernal, 1999, Mufson, Pollack Dorta, Wickramaratne, et al., 2004)、アメリカの外での研究(例えば、Blom, Hoencamp, & Zwaan, 1996; Feijò de Mello, et all, 2001)などである。2006年に、医師であるポーラ・ラヴィッツは、エチオピアのアジス・アベバ大学でＩＰＴを教えるために１ヵ月を過ごした。 |

　文化圏を超えた多くの治療に関連があるであろう経験として、発展途上国におけるＩＰＴの修正と研究についての私たちの経験を紹介する。また、ラヴィッツのエチオピアでのトレーニングについての記述を紹介する。彼女はウガンダをモデルとして用いたからである。

ウガンダでの経験

　過去四半世紀に行われた疫学研究によると、ウガンダにはうつ病がかなり多く、現在の有病率が約21％であることが示されている(Bolton, et al., 2003)。地元の人たちはうつ病はウガンダにおけるＨＩＶの流行の結果であると思っていた。ウガンダは世界でも最もＨＩＶ感染率が高い国の一つである。コミュニティにおける多数の伝統的ヒーラーを2000年の調査でインタビューし

たが、地元の手法ではうつ病を治せないと表現していた。医師と薬剤が足りないこととコストが高いことから、特に地方においては、抗うつ薬は使えなかった。有効性のエビデンスが得られさえすれば、精神療法は実行可能な治療法であると思われた。しかし、精神療法は高度にトレーニングされたメンタルヘルス専門家を必要とするものというわけにはいかなかった。専門家の数が少なかったからである。また、より多くの人を治療できるように、そして、コストを下げるために、治療はグループで行われる必要があった。

　ＩＰＴが選ばれた理由は、うつ病に対するエビデンスの基盤があったこと、グループ形式で行うことができること、研究を指揮していたボルトンが、ウガンダになじみがあり、人々が自分自身のことを個人として考える前に家族やコミュニティの一員として考える文化とＩＰＴは相容れるものだと感じたことである。対人関係はウガンダにおいては非常に重要である。

　ウガンダに合わせたＩＰＴの修正では、ＩＰＴの基本構造を保ちながら非臨床家によって行えるように単純化した（Clougherty, Verdeli, & Weissman, 2003）。この単純化はＩＰＣ（第15章参照）に似ているが、これはグループ療法であって、個人療法ではなかった。対人関係の焦点は、平易な言葉で具体的に何と言うかも文書にされた。"悲哀"は「愛する人の死」と呼ばれた。"役割をめぐる不和"は「不一致」と名付けられ、"変化"は「生活の変化」となった。"対人関係の欠如"は「寂しさと内気」と訳されたが、このカテゴリーは自分たちの文化に関係がないと地元の人たちが感じたため、トレーニングの間になくなった。すべての生活がグループで行われるため、人は決して１人になることがないのである。この状況は他の多くのコミュニティでは適用できないかもしれない。文化的適合性を改善するための修正は、トレーニングを受ける人たちのグループリーダーからの情報に基づいて、現場で行われた。リーダーたちはその地域で育ち、大学卒で、メンタルヘルスの専門家ではなかった。トレーニングは２人のアメリカ人のＩＰＴ専門家によって英語で行われ、その地域に住んで働いたことのある２人のメンタルヘルス専門家がサポートした。

● **基本的なグループ構造**

　それぞれのグループに割り当てられたのは８～10名の18歳以上の大うつ

病性障害の患者であった。リーダーが、患者は同性のグループのほうが自由に話せるだろうと感じたため、男性と女性は別々のグループに参加した。各回90分間の16回の毎週のセッションが、トレーニングを受けたリーダーによって行われた。四つの治療期があった。

1. **グループ前の2回の個人セッション**：リーダーが患者の症状を学び、診断を下し、うつ病を医学的な病気として説明し、症状の発症と関連した個人の対人関係問題のフォーミュレーションを始めた。リーダーは初期を利用し（第2章参照）、うつ病エピソードのきっかけについての情報を引き出し、取り組むべき一つか二つの問題領域を決めた。リーダーはグループがどのように進んでいくかを1人ひとりに説明した。

    グループのすべての人が、自分のうつ病を招いた問題について話し、他の人たちの問題を聞き、うつを軽くするために、そのような問題を理解し対処する新しい方法を見つけることになります。

    リーダーは、それから、グループの頻度や長さについて詳細を話し、その人がグループに参加したいという確認をとった。

2. **グループを始める（4セッション）**：グループのメンバーは、お互いの症状と問題を学び、リーダーはグループをどのように進めていくかを説明した。グループは、うつ病につながった対人関係問題に対処する助けとなるスキルを学び実践する場であるということを参加者に伝えた。セッションの間、グループのメンバーは自分のうつ病の症状や、うつ病を悪くした社会的状況、あるいはうつ病を招いた社会的状況について話すように励まされた。また、お互いの話を聞き、助け合い、問題に対処するやり方を提案し、新しい対処法を実践するよう励まされた。

3. **作　業（10セッション）**：中期では、メンバーは自分たちの問題や気持ちを話し、自分の生活に変化を起こすように試みた。

4. **終　結（2セッション）**：これらのグループセッションでは、症状と問題がどう変化したかということをまとめ、うつ病を招くかもしれな

い新しい問題の可能性について話し合った。グループを終結することについての気持ちを表現するための時間をとり、参加者たちがどのようにしてお互いを助け合い続けられるかを探るためにも時間をとった。

プロセスはアメリカで行われたグループＩＰＴ（第23章参照）と異ならなかった。グループ治療者たちがメンタルヘルスの専門家でなかったため、私たちはこの治療はＩＰＣだと考え、ガイド用に治療者のコメントも書き出した。リーダーは評価を下さず、責めたりせず、グループメンバーと守秘義務について話し合った。初期にはグループリーダーは患者に物資を与えるのではないということを明らかにすることが重要だった。発展途上国における非政府組織（NGO）の活動から、患者たちがそれを期待するからだった。

ウガンダでトレーニングを受けた人たちはうつ病という状態を知っており、それを表現する自分たちの言葉を持っていた（Verdeli, et al., 2003）。これらの言葉は、悲しみ、不眠や食欲低下、自己軽視、自殺念慮、イライラ、気力の低下、無価値感といったうつ病によく見られる徴候や症状に一致したものだった。守秘義務については、グループのメンバーはグループの内容をグループ外で話さないようにと頼まれた。しかし、秘密にすることは、陰謀と誤解される恐れがあった。おそらく、村が新しい政治運動を始めているか、女性に産児制限をするように奨励しているか、というようにである。したがって、リーダーはグループメンバーに、コミュニティや親戚にはグループの目的について全般的な話はするけれども、具体的な内容については話すことを避けるようにと励ました。グループは、コミュニティセンターや、教会や、利用可能なオープンスペースを利用して行われた。村全体が出席するコミュニティのイベントである葬式や結婚式ができるように、スケジュールは柔軟に決められた。邪魔が入ること（例えば、グループメンバーの親戚が誰かと話したがっている、授乳中の子どもが母親を求めて泣く）も想定された。

問題領域はウガンダの人々が経験していた問題の現実によく適合した。"悲哀"は、家族や親しい友人の死と関連していた。その多くが、エイズによるものだった。「亡くなった人は私たちの間に生きている」という言い回しに示されるように、文化が、亡くなった人に対してネガティブなことを言うことを許していないため、亡くなった人とのネガティブな体験をとらえるため

の質問の最も近いフォーミュレーションは、「一緒にいたときに、あなたががっかりしたようなことがありましたか？」というものだった。

　不一致は、土地の境界線や盗まれた動物についての近所の人との議論、政治的なケンカ、家族の中で伝統的に誰かに所属している特権を他の家族が主張する、夫が第二夫人を持つことに妻が反対している、HIVに感染している夫がコンドームを使わないと要求していることに妻が——恐怖から——同意してしまう、というようなことであった。ここでのテーマは必ずしも直接的にならずにどうやって自分の言いたいことを通すかということであった。西洋人は他人への期待を直接的に言うだろうが、ウガンダでは、そのような直接さは不適切で不敬であるとみなされるだろう。

　例えば、夫に腹を立てている女性は、自分の懸念を直接夫と話すことはできなかったが、料理をまずくすることはでき、それが彼には何かがうまくいっていないというシグナルになるのだった。不一致を扱う間接的な方法としては、二者の間の不和の解決に親戚を巻き込んだり、HIVに感染した男性にコンドームを使うよう頼むときには、自分自身の健康を持ち出すのではなく子どもが孤児になってしまうかもしれないという可能性を話し合うように励ましたりした。それがうまくいかないときは、他の男が自分の妻を誘惑しているのではないかという疑いを持たずに夫が信頼できる医療者や伝統的ヒーラーの協力を求めることができた。

　別の問題は、文化的に適切な不和の解決法を見つけることであった。例えば、不妊の女性の選択肢を話し合うという場合、トレーニングを受けている人たちの答えは、彼女は妹や他の女性に自分の夫と結婚してくれるように頼むべきだということだった。そうすれば、新しい妻が自分の仲間になって一緒に子育てをできるようになるのだ。

　生活の変化（つまり"役割の変化"）は、エイズや他の病気になること、失業、結婚して夫の家に移ること、夫が新しい妻と結婚するという決断に対処すること（家の中での第一夫人の位置づけが必然的に変わる）などであった。標準的IPTで"役割の変化"に取り組むときには、治療者は患者が古い役割と新しい役割についてポジティブな面とネガティブな面を認識するように助ける。ウガンダにおける経験の多数——戦争による荒廃、独裁政権、拷問、エイズ、飢餓——において、生活の変化のポジティブな側面を見つけるのは困

難であった。その代わりに、個人のコントロール下にある要素を見つけて焦点を当て、スキルを身につけることと、味方になってくれそうな人に援助を頼むなどの選択肢を見つけることに取り組んだ。

このアプローチの受け入れはよかった。出席率はすばらしく、グループからの脱落率は低かった（7.8％）。効果については感銘を受けるエビデンスがある（Bolton, et al., 2003）。実はグループは公式な終了後も、自分たちで集まり続けた。

文化を反映したテーマは、拡大家族（複数の妻を含めて）と拡大コミュニティ（村）の重要性と、直接的なコミュニケーション（許し難い言葉につながり、関係が失われる可能性がある）の回避だった。これらのテーマは多くの文化に存在している。ウガンダとアメリカの文化の違いの大きさを考えると、ＩＰＴを一つの場所から別の場所に移すときに必要な修正は驚くほど小さく、うつ病患者の苦しみは大陸を隔ててもかなり似ているということに研究者たちは気づいた。他の多くの文化において、ＩＰＴが必要とする修正はもっと少ないだろう。オランダの臨床家は最初、ＩＰＴはあまりにも楽観的で、アメリカ的な「やる気」の治療法で、曇ったオランダの空の下ではうまくいかないと思ったが、自分たちでやってみたところその効果に感銘を受けた。ＩＰＴはオランダやプエルトリコではほとんど修正の必要がないようだった。治療者がその文化になじんでいる必要はあるが、そのようなポジティブな経験も示されている。

エチオピアでの経験

トロント・アジス・アベバ精神医学プロジェクト（TAAPP）は2003年にアジス・アベバ大学とトロント大学医学部精神医学教室の共同教育として、エチオピアの精神科研修のトレーニングを作るために設立された。この卒後研修プログラムの創設前には、エチオピアの精神科医のトレーニングは国外でのみ行われていた。わずか11人の精神科医が7000万人のために働いているという事実を見ると、エチオピアにおける臨床的ニーズは高い。2006年に、初めてエチオピアでトレーニングされた７名の精神科医が加わった。医師であるポーラ・ラヴィッツは、ＩＰＴ－ＴＡＡＰＰの指揮をした。それは、精

神科研修医向けの、1ヵ月の対人関係療法のコースで、集中的であり、インタラクティブで、講義と、臨床的な意味づけをしながら行われた。

　コースは技法の取得とIPTの原則に焦点を当てた。カリキュラムは、文献を読むこと、ワークショップ、講義、ベッドサイドティーチングを通して行われた。症例検討をしながらの病棟回診、面接の観察、入院患者のグループ療法も行われた。鍵となる課題は、IPTを文化的にも構造的にもエチオピアに合うように修正することだった。カリキュラムでは、エチオピアにおけるうつ病の臨床像と疫学（Kedebe & Alem, 1999）、エチオピアにおける、うつ病に関連する生活ストレスの性質（Alem, Destal, & Araya, 1995）に加え、精神療法においてどのように文化が反映されているのか、症例がどのようにフォーミュレーションされているのかということも調べた（Lo & Fung, 2003）。大きなグループでの教育では、文献の検討や、エチオピアの精神科臨床の場から得られた症例やロールプレイを交えた講義を行い、それによって原則が実践につなげられた。知識を実践に移すのを促進するために、また、さらに学習を強化するために、IPTの実践的原則をまとめたラミネート版のポケットカードが作られ、トレーニングを受ける人が早見表として使えるようにした。

修　正

　このようなやり方だと、内容と治療期に特有のIPTの課題は多くの精神疾患に容易に適用できる。IPTは急性期治療の患者の評価と症例のフォーミュレーションを助ける有用な臨床的ガイドラインとなり、入院環境においても外来環境においても患者が対人関係の危機を解決することを助け、再発した場合などアフターケアの考慮も含めて、より効果的な退院計画を促進する。

　IPTの問題領域に関連した喪失・変化・不一致の一般的な経験はほとんどすべての患者に存在した。感情的な負荷を伴い、時間的にも症状の発症や悪化に関連していたものには、産後のストレス、離婚、愛する人の死、感染性疾患（HIVを含む）による機能の喪失、強制移住、失業、社会の不安定などがあった。ラヴィッツがアジス・アベバで見た患者は、IPTを用いる

のが適切な不運なライフイベントを無数に抱えていた。

　より頻度の低い（つまり週1回以下）、あるいは短い（つまり1時間以下）のセッションのほうが現実的だということもわかった。精神疾患の身体症状はエチオピアでは多く見られ、扱う必要があった。時に政治的になる民族の多様性に敏感でいることも適切であった。異なる民族は異なる言語を持ち、異なる文化的・宗教的・社会的慣習を持っている。社会習慣について何が文化的に受け入れられるのかということについて憶測をしないということが重要であった。またウガンダと同様、間接的なコミュニケーションが使われることが多く、効果的であった。したがって治療者は患者と共にコミュニケーション分析と決定分析をするときには、この選択肢を探ることも受け入れなければならなかった。

　ラヴィッツは、精神科における多様な患者グループに対する効果的な付加治療として、ＩＰＴは臨床的に適切であり可能であるということを確認したという結論に達した。知識を翻訳し普及に努力すること（このプロジェクトのような）が、臨床を持続的に変化させ患者の予後の改善につながるのかどうかを判断するには、さらなる研究が必要である。さらに、サービスの需要が高く文化的に多様な環境におけるＩＰＴの適用を調べるための予後研究が必要とされている。

第23章　ＩＰＴのグループ、夫婦同席、電話フォーマット

　ＩＰＴは個人精神療法として開発されたが、その原則は柔軟に他のフォーマットに応用することができるだろう。この章では、グループ療法、夫婦同席面接、電話面接へのＩＰＴの修正を簡単に述べる。本書の他の部分でも、これらの修正の例は紹介されている。

グループＩＰＴ

　グループ療法にはＩＰＴにとっていくつかの明らかな利点がある。対人関係問題を話し合い解決するための環境を提供することによって、対人関係の孤独を減じる。患者は、他人も同じ病気を持っており、ＩＰＴの病者の役割が正当なものであると理解することができる。患者はまた、自分が他のグループメンバーを助けることができると知って喜びを感じることもある。グループ精神療法は、治療者がより多くの患者を治療できるようになるので、費用効果のある治療になる可能性もあり、治療資源が限られているところではより現実的な治療となる。

　グループ療法にはデメリットになる可能性のある点もある。患者にとっては、ＩＰＴ治療者から向けられる個人的関心が少なくなる。さらに、適切な患者数を集めることの難しさが、治療の遅れにつながることもある。特にＩＰＴのグループについて言えることとしては、患者が異なる問題領域を持っている場合に混乱するリスクがある。焦点を正確に保つことがＩＰＴの力となるが、グループＩＰＴは体系化された明確さを減ずる危険性がある。

　ウィルフリィら（1993）は、非排出型の神経性大食症患者の研究において初めてグループＩＰＴを開発した（第19章参照）。そのアプローチでは、最初

に2回の個人セッションを行い、その後グループセッションを行った。まずは個人として受診することによって、治療者がそれぞれの患者と治療同盟を作ることができ、患者の病歴、症状、ＩＰＴのフォーミュレーションを判断しながら、患者にグループへの準備をさせることができる。それが第一期となる。ひとたびグループが始まったあとは、治療者は患者たちの自宅に、彼らの問題に特異的なフィードバックを送った。

ウィルフリィら（ibid.）は、すべての患者に対人関係の欠如のフォーミュレーションを与えることによって、異なるＩＰＴの焦点の問題を扱った。これは興味深いことである。というのは、うつ病において、"対人関係の欠如"は社会的孤立とグループでのやりとりの困難を暗に示しているからである。神経性大食症の患者の場合は、グループでは表面的なレベルでやりとりすることができるけれども親密な気持ちを明かすことが難しいという事実を見ると、それは明らかに異なるものを意味している。神経性大食症という診断と同じように、対人関係フォーミュレーションをそろえたことによって、グループに有用な均質性が生じた。

これらの修正を経て、グループＩＰＴは個人ＩＰＴとかなり同じように機能する。初期、中期、終結期セッションという全体的な構造は維持されている。焦点は、気持ちと生活上の出来事の関連づけにおかれたままであり、患者は共通のテーマを認識し、対人関係の問題を解決するためにお互いを助け合っていく。

うつ病に対しては、グループ形式へのＩＰＴの修正が初めて行われたのはウガンダ研究である（フォーマット、治療期、効果については第22章参照のこと）。また、アメリカで思春期のうつ病患者に対して検証されており（Mufson, Pollack Dorta, Wickramaratne, et al., 2004）（第13章参照）、公的サービスを受けている産後うつ病の女性に対して（Zlotnick, et al., 2001）も検証されている。ノルウェーのグループが入所治療施設において社会不安障害に対するＩＰＴの10週間の研究を終えたところである（第20章参照）。

別の研究では、グループ療法は2〜3人の参加者で、16〜20週間の毎週のセッションを各回90分間行っている。

エビデンスレベル **** 神経性大食症において、ＩＰＴが対照群に比べて優位であることを示した少なくとも二つの無作為割り当て比較対照試験（ＲＣＴ）において検証されている。

エビデンスレベル *** ウガンダにおける一つのＲＣＴにおいてうつ病に対する効果が示されている。

　本書が印刷されている間に、思春期うつ病患者に対する効果を示したウガンダにおける２回目の臨床研究が投稿されたところである（Clougherty personal communication, 2006）。

●推　奨

　グループＩＰＴを行う治療者は、グループというフォーマットと、対象とする診断の治療の両方の経験を持っているべきである。均質性を最大限にする努力をすべきである。患者は診断を共有しているべきである（理想的には、対人関係の焦点も）。例えば、うつ病に対するグループＩＰＴが入院施設において行われるときには、一つのグループには複雑化した死別に苦しむ患者を集め、別のグループには"役割をめぐる不和"の患者を集める、ということが無理なくできるであろう。

夫婦同席ＩＰＴ

　ＩＰＴと夫婦療法は、どちらも対人関係のやりとりへの関心を持つものである。実際に、役割をめぐる不和に焦点を当てた個人ＩＰＴは、患者が夫婦の行き詰まりを解決するよう助ける片側の「夫婦」療法の感覚を持つことが多い。夫婦同席ＩＰＴの小さなパイロット研究が一つだけ行われており、うつ病の既婚女性の治療を、夫婦同席ＩＰＴと個人ＩＰＴで比較している（Foley, Rounsaville, Weissman, Sholomskas, & Chevron, 1989）。夫婦同席ＩＰＴと個人ＩＰＴはうつ病の症状については同様の改善を示したが、夫婦同席ＩＰＴを受けた患者のほうが結婚への高い満足度を報告した。

　うつ病の夫婦同席ＩＰＴの重要なポイントは、両者を診断する必要性である。人は一般に、自分に似た人に惹かれるものである。夫婦療法の場合には、

夫婦のどちらもがうつ病である可能性がある。治療者は、同席治療を始める前に、夫婦のそれぞれを別々に面接すべきである。

夫婦同席ＩＰＴは、「患者」に対する個人療法として始まり、配偶者は援助者として参加する。"役割の変化"と、特に"役割をめぐる不和"が多い。

エビデンスレベル ＊＊ 一つ以上のオープントライアルあるいは少数例（12例未満）のパイロット研究において有望な所見。

● 推　奨

　このアプローチは直感的に魅力を感じるものであり、すでに行われた一つの小さな研究の結果は有望である。それにもかかわらず、これは今までＩＰＴの研究において比較的軽視されてきた分野である。このアプローチを使う治療者は、夫婦療法と、対象となる診断の両方における経験があるべきである。

電話ＩＰＴ

　電話は強力なコミュニケーション方法であり、精神療法の手段としても用いられることが多くなってきた。家にいなければならない患者、子どもの預け先がない患者、あるいは治療者からはるかに離れて住んでいる患者にとってアクセスが便利になる。さらに、患者の中には、電話の比較的な匿名性や距離感を好む人もいる。しかし、治療者はそれと引きかえに、患者の態度や表情の反応を見ることができなくなり、患者が自殺したいという気持ちを話したときに介入するのが難しくなる。また、電話回線では守秘義務が守られない可能性もある（同じ問題が、インターネット上で行われる精神療法についても当てはまる）。

　いくつかの小さな研究が電話ＩＰＴを用いて行われている。これらのプロジェクトでは、患者は一般的に、電話という手段が好きだと報告しており、中には、対面するよりも電話のほうが好きだという人すらいる。しかし、アプローチは標準的なＩＰＴである。ほとんどの治療が、診断と自殺の可能性を判断するための対面の面接をすることから始まり、その後、電話での治療

が行われる。

> **エビデンスレベル ＊＊** 一つ以上のオープントライアルあるいは少数例（12例未満）のパイロット研究において有望な所見。

　病気が重すぎてセッションに来られない在宅がん患者の治療にこのアプローチを使うパイロット研究が行われている（Donnelly, et al., 2000）（第15章参照）。ミラーとワイスマン（Miller & Weissman, 2002）は部分寛解をしたうつ病患者の治療に電話を用いた。流産後の、診断基準に達しない抑うつ患者の治療にもこのアプローチが用いられている（Neugebauer, Kline, Bleiberg, et al., in press; Neugebauer, Kline, Markowitz, et al., 2006）（第12章参照）。これらの研究のすべてが、患者のうつ病の重さと自殺のリスクについての制限を設けていることに注目されたい。治療者は実際に患者を「みている」わけではないからである。

● 推　奨

　治療者はＩＰＴおよび対象とする診断の治療に熟練しているべきである。患者がこの「遠距離」治療に向いているかどうかを決めるために、治療を始める前に会うべきである。この判断は臨床的評価によって行うが、衝動性、暴力、自殺のリスクが高い患者は、おそらくこのアプローチにはふさわしくない。治療者が患者と実際に会うことができなければ、近くの臨床家（例えば、家庭医）に代理で会ってもらうことが適応となるかもしれない。電話ＩＰＴセッションは、標準的ＩＰＴの一部として行われることもある。どういうときかというと、患者か治療者が出張や旅行をしているが治療の勢いを維持したいと思うようなときである。

第24章　トレーニングとリソース

　だんだんと、ＩＰＴのようなエビデンスに基づく精神療法が患者に提供されるようになってきており、一般メディアで情報が伝わるようになるにつれ、患者がそれを求めるようになってきている。トレーニングのプログラムにはそのような治療が組み入れられるようになり始めているが、なかなか進んでいない（Weissman, Verdeli, et al., 2006; Lichtmacher, Eisendrath, & Haller, 2006）。その間、どのようにすれば熟練したＩＰＴ治療者になれるのだろうか？

　すでに精神療法の基礎的なトレーニングを受けていれば、それは比較的容易である。基礎的なトレーニングというのは、患者の話の聞き方と患者との話し方、共感と温かさの表現、自分自身の反応や意見の抑制、問題のフォーミュレーション、治療同盟の維持、守秘義務の限界の理解、職業的な境界と倫理などである。精神科診断の基礎を知っていることも欠かせない。ＩＰＴを学ぶことは、基礎的な精神療法トレーニングを受け、それを特定の戦略をもって使うために適用するやり方を見つけるということである。

ＩＰＴマニュアルを読む

　本書は、ＩＰＴの基本的な要素を強調し、戦略をざっと見るためにデザインされたものである。ＩＰＴの手法と修正をより完全に述べたＩＰＴマニュアルは、*Comprehensive Guide to Interpersonal Psychotherapy*（Weissman, et al., 2000）（邦訳は『対人関係療法総合ガイド』として近刊予定）である。

> ＩＰＴのトレーニングやワークショップに出席する

　専門家学会の年次総会の多くで、生涯医学教育（CME）コースが開かれている。例えば、アメリカ精神医学会では、年次総会で少なくとも二つのＩＰＴのワークショップが開かれている。これらは通常半日か終日のコースで、基本的には講義形式である。そのようなコースに出席すると、文献で読んだことが強化され、ＩＰＴについての疑問点を明らかにできるだろう。

　より集中的な２～４日のワークショップを行ったり、実際的な（実地の）トレーニングを提供したりしている学術拠点もある。これは、特にイギリス、カナダ、ニュージーランドなど、世界中で行われている。会場は変わるので、ワークショップやスーパービジョンについて知る最もよい方法は国際ＩＰＴ学会のウェブサイト（http://www.interpersonalpsychotherapy.org/）である。少額の会費で会員になることができ、ニュースレターを受け取ることができる。１年おきにＩＰＴの国際会議が開かれており、世界中の臨床家と研究者がＩＰＴを用いた経験を発表している。

> 熟練したＩＰＴ治療者から症例のスーパービジョンを受ける

　本当にＩＰＴの専門家やトレーナーになりたいと思うのであれば、熟練したＩＰＴ治療者によるスーパービジョンを受けることが欠かせない。公式な認定プログラムはないが、最低でもＩＰＴの２～３症例を熟練したＩＰＴ治療者のスーパービジョンのもとで完了することが勧められる。スーパービジョンは通常週１回行われ、マンツーマンかグループ形式で、治療セッションの録音テープか録画ビデオを用いて行うべきである。治療セッションのテープをとることを文書で同意してくれるように患者に頼むこと。その際、守秘義務を守り、テープはスーパービジョンの目的にしか用いず、その後は消去するということを理解してもらう。エビデンスからは、スーパービジョンのやりとりをしないで単に講義を聞いても臨床家のやり方が変わらないということが示されている（Davis, Thomson O'Brien, Freemantle, et al,. 1999）。私たち自身の研究からは、選ばれた、ベテランの精神療法家であれば、一つの症例のスーパービジョンを受けただけでもレベルの高いＩＰＴができるようになる

ことが示されている（Rounsaville, Chevron, Weissman, Prusoff, & Frank, 1986）。

　プログラムを完了する時間と費用がなければ、本を読んでワークショップに参加するとよい。できれば、患者の許可を得て2～3の症例を録音し、熟練したＩＰＴ治療者に聞いてもらい批評してもらうこと。時々、トレーニングのテープが手に入る。ＩＰＴのマニュアルは日本語、イタリア語、フランス語、ドイツ語に翻訳されており、さらなる翻訳が計画されている。情報を得る最もよい方法は、国際ＩＰＴ学会を通すか、著者に連絡をとることである。

　第22章では発展途上国におけるメンタルヘルス専門家と非メンタルヘルス専門会のトレーニングについて述べている。

　ＩＰＴの翻訳と関連するマニュアルのリストは「文献」にまとめておいた。

付録A

ハミルトン抑うつ評価尺度（専門家用）

患者氏名＿＿＿＿＿＿＿＿＿＿＿＿＿＿＿＿＿

評価年月日＿＿＿＿年＿＿＿＿月＿＿＿＿日

- すでにうつ病と診断されている患者の症状の重さを評価するために用いる。スコアが高いほど、うつが重度である。
- それぞれの項目について、項目番号の下の四角に正しい数字を書くこと（各項目に一つの答えのみ）。

1　抑うつ気分（悲しみ、絶望、無力感、無価値感）

　　0：全くない
　　1：このような気持ちは質問したときのみ示される
　　2：このような気持ちは自発的に言葉で示される
　　3：非言語的に気持ちを伝える（顔の表情、姿勢、声、泣く傾向によって）
　　4：患者は自発的な言語的・非言語的コミュニケーションでは事実上このような気持ちしか訴えない

2　罪悪感

　　0：全くない
　　1：自責、自分は人をがっかりさせてきたと感じる
　　2：過去の誤りや罪深い行為についての罪悪感や反芻
　　3：この病気は何かの罪である、罪業妄想
　　4：非難する幻聴および（あるいは）脅すような幻視

3 自　殺

□
- 0：全くない
- 1：生きるだけの価値がないと思う
- 2：死んだほうがましだと思う、あるいは自分が死ぬ可能性を考える
- 3：自殺念慮あるいは自殺のそぶり
- 4：自殺企図（深刻なものはすべて4点をつける）

4 初期不眠

□
- 0：入眠困難が全くない
- 1：入眠困難（30分以上）が時折あると訴える
- 2：入眠困難が毎夜あると訴える

5 中期不眠

□
- 0：全く問題がない
- 1：夜間落ち着かず睡眠が途絶えがちであると訴える
- 2：夜間の覚醒（布団から起きだすものはすべて2点をつける［排泄目的のものを除く］）

6 終期不眠

□
- 0：全く問題がない
- 1：早朝に覚醒するがまた眠る
- 2：布団から出ると再び眠ることができない

7 仕事と活動

□
- 0：全く問題がない
- 1：活動・仕事・趣味に関連した、無能である・疲労している・弱いという考えや気持ち
- 2：活動・趣味・仕事への興味の消失（患者が直接述べる場合も、無関心、優柔不断、自分を無理やり仕事に向かわせな

付録A

　　　　　　　ければならないという気持ちによって間接的に示される場
　　　　　　　合もある）
　　　　　　3：活動に実際に費やす時間の減少、あるいは生産性の減少
　　　　　　4：現在の病気のために仕事をやめた

8　精神運動抑制（思考および会話の緩慢さ、集中力の障害、運動活動の減退）

　　　　　　0：正常の会話と思考
　　　　　　1：面接時の軽度抑制
　　　　　　2：面接時の明らかな抑制
　　　　　　3：面接困難
　　　　　　4：完全な昏迷

9　焦　燥

　　　　　　0：全くない
　　　　　　1：そわそわする
　　　　　　2：手・髪などに触る
　　　　　　3：動き回る、静座していられない
　　　　　　4：手を握り締める、爪をかじる、髪を引っぱる、唇をかむ

10　不　安（心理的）

　　　　　　0：全く問題がない
　　　　　　1：主観的な緊張とイライラ
　　　　　　2：些細なことを心配する
　　　　　　3：感情や話し方に明らかに表れる、懸念する態度
　　　　　　4：質問しなくても恐怖が表現される

11　不　安（身体的）

　　　　　　不安の生理的随伴症状（すなわち、自律神経系の過活動の結果、
　　　　　　胸騒ぎ、消化不良、急激な腹痛、げっぷ、下痢、動悸、過換気、
　　　　　　異常感覚、発汗、顔のほてり、震え、頭痛、頻尿）。薬の副作
　　　　　　用の可能性のあるものについては尋ねるのを避ける（口渇、便
　　　　　　秘など）

0：全くない
1：軽度
2：中等度
3：重度
4：何もできない

12　身体症状（消化器系）

0：全くない
1：食欲は減退しているが他人からの励ましなしに食べる。摂食量はほとんど正常
2：他人が促さないと食べるのが困難。食欲と摂食量の著しい減少

13　全体的身体症状

0：全くない
1：四肢・背部・頭部の重さ、背部痛、頭痛、筋肉痛。エネルギー減退、易疲労性
2：明らかな症状があるものはすべて2点をつける

14　性的な症状（性欲の喪失、性生活の障害、月経不順などの症状）

0：全くない
1：軽度
2：重度

15　心気症

0：全くない
1：身体のことばかり考える
2：健康に気をとられる
3：頻繁に訴え、助けを求めるなど
4：心気妄想

16 体重減少

A：以前の体重と比べて評価する場合

□　　0：全く減少していない
　　　1：現在の病気と関連しておそらく体重が減少している
　　　2：（患者によると）明らかに体重が減少している
　　　3：評価せず

17 病　識

□　　0：うつで病気であると認めている
　　　1：病気であることを認めているが、その原因を、悪い食物、気候、過労、ウイルス、休息の必要性などと考えている
　　　2：病気であることを完全に否定している

18 日内変動

A：症状が朝か夕のどちらかの調子のほうが悪いかどうかに注目する。日内変動がなければ、何も選ばない

□　　0：変動なし
　　　1：午前中のほうが悪い
　　　2：午後のほうが悪い

B：日内変動がある場合、その程度を選ぶ。日内変動がない場合は、「全くない」を選ぶこと

□　　0：全くない
　　　1：軽度
　　　2：重度

19 離人感と非現実感（非現実感や虚無感）

□　　0：全くない
　　　1：軽度
　　　2：中等度
　　　3：重度

4：何もできない

20　妄想症状 ────────────────────

　　　　　0：全くない
　　　　　1：疑わしい
　　　　　2：関係念慮
　　　　　3：関係妄想、迫害妄想

21　強迫症状 ────────────────────

　　　　　0：全くない
　　　　　1：軽度
　　　　　2：重度

　　　　　　　　　　　　合計_____点

付録B

対人関係療法効果尺度（治療者版）

治療者_____　患者_____　番号_____
年月日_____年_____月_____日
完了した治療期：急性_____　継続_____

治療期の終わりに記入すること：

1　この治療の第1の焦点は（一つをチェックする）

　　□悲哀（複雑化した死別）　□役割の変化
　　□役割をめぐる不和　　　　□対人関係の欠如

2　治療の第2の焦点は（扱ったものすべてをチェックする）

　　□悲哀（複雑化した死別）　□役割の変化
　　□役割をめぐる不和　　　　□対人関係の欠如

3　抑うつ症状の結果にかかわらず、治療経過の中で対人関係問題領域はどの程度変化したか？　当てはまる領域のそれぞれについて一つの数字に〇をつける。

	著しく悪化した	わずかに悪化した	変化なし	わずかに改善した	大きく改善した
悲哀	1	2	3	4	5
役割をめぐる不和	1	2	3	4	5
役割の変化	1	2	3	4	5
対人関係の欠如	1	2	3	4	5

変化の説明：
_____
_____

(1.0版、97年1月)

文 献

Associated Manual References

Clougherty, K. F, Verdeli, H, & Weissman, M. M. (2003). Interpersonal psychotherapy adapted for a group in Uganda (IPT-G-U). Unpublished manual available from M. M. Weissman, New York State Psychiatric Institute, 1051 Riverside Drive, Unit 24, New York, NY 10032 (mmw3@columbia.edu).

Frank, E. (2005). *Treating bipolar disorder: A clinician's guide to interpersonal and social rhythm therapy.* New York: Guilford.

Hinrichsen, G. A., & Clougherty, K. F. (2006). Interpersonal psychotherapy for depressed older adults. Washington, DC: American Psychological Association.

Klerman, G. L., Weissman, M. M., Rounsaville, B., & Chevron, E. (1984). *Interpersonal psychotherapy of depression.* New York: Basic Books.

Lipsitz, J. D., & Markowitz, J. C. (2006). Manual for interpersonal psychotherapy for social phobia (IPT-SP). Unpublished manual available from Joshua D. Lipsitz, Ph.D., Anxiety Disorders Clinic, New York State Psychiatric Association, 1051 Riverside Drive, Unit 69, New York, NY 10032 (lipsitz@pi.cmpc.columbia.edu; 212-543-5417).

Markowitz, J. C. (1998). *Interpersonal psychotherapy for dysthymic disorder.* Washington, DC: American Psychiatric Publishing.

Mufson, L., Pollack Dorta, K., Moreau, D., & Weissman, M. M. (2004). *Interpersonal psychotherapy for depressed adolescents* (2nd ed.). New York: Guilford.

Pilowsky, D., &: Weissman, M. M. (2005). Interpersonal psychotherapy with school-aged depressed children. Unpublished manual available from Dan Pilowsky, Ph.D., 1051 Riverside Drive, Unit 24, New York, NY 10032 (Pilowskd@childpsych.columbia.edu).

Spinelli, M. G. (1999). Manual of interpersonal psychotherapy for antepartum depressed women (IPT-P). Unpublished manual, College of Physicians and Surgeons of Columbia University, New York State Psychiatric Institute, 1051 Riverside Drive, Box 123, New York, NY 10032.

Weissman, M. M. (2005).*Mastering depression through interpersonal psychotherapy: Monitoring forms.* New York: Oxford University Press.

Weissman, M. M., & Klerman, G. L. (1986). Interpersonal counseling (IPC) for stress and distress in primary care settings. Unpublished manual available through M. M. Weissman, Ph.D., 1051 Riverside Drive, Unit 24, New York, NY 10032 (mmw3@columbia.edu).

Weissman, M. M., Markowitz, J. C., & Klerman, G. L. (2000). *Comprehensive guide to interpersonal psychotherapy.* New York: Basic Books.

Wilfley, D. E., Mackenzie, K. R., Welch, R, Ayres, V., & Weissman, M. M. (Eds.). (2000). *Interpersonal psychotherapy for group.* New York: Basic Books.

Translations

French—Weissman, M. M., Markowitz, J. C, Klerman, G. L. (2006). *Guide de psychotherapie interpersonnelle* (S. Patry, Trans.). New York: Basic Books.

German—Shramm, E. (1996). *Interpersonelle Psychotherapie bei Depressionen und anderen psychischen Störungen.* New York: Schattauer.

Italian—Klerman, G. L., Weissman, M. M., Rounsaville, B. J., & Chevron, E. S. (1989). In G. Berti Ceroni (Ed.), *Psicoterapia interpersonale della depressione* (P. Galezzi, Trans.). Torino, Italy: Bollati Boringhieri.

Japanese—Klerman, G. L., Weissman, M. M., Rounsaville, B. J., & Chevron, E. S. (1997). *Interpersonal psychotherapy of depression.* (H. Mizushima, M. Shimada, and Y. Ono, Trans.). Tokyo: Iwasaki Gakujyutsu.

Works Cited

Agras, W. S., Walsh, T., Fairburn, C. G., Wilson, G. T., & Kraemer, H. C. (2000). A multicenter comparison of cognitive-behavioral therapy and interpersonal psychotherapy for bulimia nervosa. *Archives of General Psychiatry, 57,* 459-466.

Alem, A., Destal, M., & Araya, M. (August 1995). Mental health in Ethiopia: EPHA expert group report. *Ethiopian Journal of Health Development, 9*(1).

Alexopoulos, G. S., Katz, I. R., Bruce, M. L., Heo, M., Have, T. T., Raue, P., et al. (2005). Remission in depressed geriatric primary care patients: A report from the PROSPECT Study. *American Journal of Psychiatry, 162,* 718-724.

American Psychiatric Association. (1994). *Diagnostic and statistical manual for mental disorders,* 4th ed. Washington, DC: American Psychiatric Association.

American Psychiatric Association, & Rush, A. J., Jr. (2000). *Handbook of psychiatric measures.* Washington, DC: American Psychiatric Association.

Angus, L., & Gillies, L. A. (1994). Counseling the borderline client: An interpersonal approach. *Canadian Journal of Counseling/Rev Can de Counsel, 28,* 69-82.

APA Working Group on the Older Adult. (1998). What practitioners should know about working with older adults. *Professional Psychology: Research and Practice, 29,* 413-427.

Arbuckle, T. Y., Nohara-LeClair, M., & Pushkar, D. (2000). Effect of off-target, verbosity on communication efficiency in a referential communication task. *Psychology and Aging, 15,* 65-77.

Barber, J. P., & Muenz, L. R. (1996). The role of avoidance and obsessiveness in matching patients to cognitive and interpersonal psychotherapy: Empirical findings from the treatment for depression collaborative research program. *Journal of Consulting and Clinical Psychology, 64,* 951-958.

Bateman, A., & Fonagy, P. (2001). Treatment of borderline personality disorder with psychoanalytically oriented partial hospitalization: An 18-month follow-up. American *Journal of Psychiatry, 158,* 36-42.

Bleiberg, K. L., & Markowitz, J. C. (2005). Interpersonal psychotherapy for posttraumatic stress disorder. American Journal of Psychiatry, 162, 181-183.

Blom, M. B. J., Hoencamp, E., & Zwaan, T. (1996). Interpersoonlijke psychotherapie voor depressie: Een pilot-onderzoek. *Tijdschrift voor Psychiatr, 38,* 398-402.

Bolton, P., Bass, J., Neugebauer, R., Verdeli, H., Clougherty, K. F., Wickramaratne, P., et al. (2003).

Group interpersonal psychotherapy for depression in rural Uganda: A randomized controlled trial. Journal of the American Medical Association, 289, 3117-3124.

Brody, A. L., Saxena, S., Stoessel, P., Gillies, L. A., Fairbanks, L. A., Alborzian, S., et al. (2001). Regional brain metabolic changes in patients with major depression treated with either paroxetine or interpersonal psychotherapy: Preliminary findings. Archives of General Psychiatry, 58, 631-640.

Browne, G., Steiner, M., Roberts, J., Gafni, A., Byrne, C., Dunn, E., et al. (2002). Sertraline and/or interpersonal psychotherapy for patients with dysthymic disorder in primary care: 6-month comparison with longitudinal 2-year follow-up of effectiveness and costs. Journal of Affective Disorders, 68, 317-330.

Bruce, M. L., Have, T. T., Reynolds, C. F., Katz, I. I., Schulberg, H. C., Mulsant, B. H., et al. (2004). Reducing suicidal ideation and depressive symptoms in depressed older primary care patients: A randomized controlled trial. Journal of the American Medical Association, 291, 1081-1091.

Caron, A., & Weissman, M. M. (2006). Interpersonal psychotherapy for the treatment of depression in medical patients. Primary Psychiatry, 13(5): 43-50.

Carroll, K. M., Rounsaville, B. J., & Gawin, F. H. (1991). A comparative trial of psychotherapies for ambulatory cocaine abusers: Relapse prevention and interpersonal psychotherapy. American Journal of Drug and Alcohol Abuse, 17, 229-247.

Caspi, A., Sugden, K., Moffitt, T. E., Taylor, A., Craig, I. W., Harrington, H., et al. (2003). Influence of life stress on depression: Moderation by a polymorphism in the 5-HTT gene. Science, 18, 386-389.

Cherry, S., & Markowitz, J. C. (1996). Interpersonal psychotherapy. In J. S. Kantor (Ed.), Clinical depression during addiction recovery: Process, diagnosis, and treatment (165-185). New York: Marcel Dekker.

Clougherty, K. F., Verdeli, H., & Weissman, M. M. (2003). Interpersonal psychotherapy adapted for a group in Uganda (IPT-G-U). Unpublished manual available through M. M. Weissman, New York State Psychiatric Institute, 1051 Riverside Drive, Unit 24, New York, NY 10032 (mmw3@columbia.edu).

Cohen, L. S., Altshuler, L. L., Harlow, B. L., Nonacs, R., Newport, D. J., Viguera, A. C., et al. (2006). Relapse of major depression during pregnancy in women who maintain or discontinue antidepressant treatment. Journal of the American Medical Association, 295, 499-507.

Cyranowski, J. M., Frank, E., Winter, E., Rucci, P., Novick, D., Pilkonis, P., et al.(2004). Personality pathology and outcome in recurrently depressed women over 2 years of maintenance interpersonal psychotherapy. Psychological Medicine, 34, 659-669.

Davis, D., Thomson O'Brien, M. A., Freemantle, N., Wolf, F. M., Mazmanian, P., & Taylor-Vaisey, A. (1999). Impact of formal continuing medical education: Do conferences, workshops, rounds, and other formal traditional continuing education activities change physician behavior and health care outcomes? Journal of the American Medical Association, 282, 867-874.

Donnelly, J. M., Kornblith, A. B., Fleishman, S., Zuckerman, E., Raptis, G., Hudis, C. A., et al (2000). A pilot study of interpersonal psychotherapy by telephone with cancer patients and their partners. Psycho-Oncology, 9, 44-56.

Elkin, I., Shea, M. T., Watkins, J. T., Imber, S. D., Sotsky, S. M., Collins, J. F., et al. (1989). National Institute of Mental Health treatment of depression collaborative research program: General effectiveness of treatments. Archives of General Psychiatry, 46, 971-982.

Evans, D. L., Charney, D. S., Lewis, L., Golden, R. N., Gorman, J. M., Ranga Rama Krishnan,

K., et al. (2005). Mood disorders in the medically ill: Scientific review and recommendations. *Biological Psychiatry, 58,* 175-189.

Fairburn, C. G., Jones, R., & Peveler, R. C. (1991).Three psychological treatments for bulimia nervosa: A comparative trial. *Archives of General Psychiatry, 48,* 463-469.

Fairburn, C. G., Jones, R., Peveler, R. C., Hope, R. A., & O'Connor, M. (1993). Psychotherapy and bulimia nervosa: Longer-term effects of interpersonal psychotherapy, behavior therapy, and cognitive behavior therapy. *Archives of General Psychiatry, 50,* 419-428.

Fairburn, C. G., Norman, P. A., Welch, S. L., O'Connor, M. E., Doll, H. A., & Peveler, R. C. (1995). A prospective study of outcome in bulimia nervosa and the long-term effects of three psychological treatments. *Archives of General Psychiatry, 52,* 304-312.

Feijò de Mello, M., Myczowisk, L. M., & Menezes, P. R. (2001). A randomized controlled trial comparing moclobemide and moclobemide plus interpersonal psychotherapy in the treatment of dysthymic disorder. *Journal of Psychotherapy Practice and Research, 10,* 117-123.

Foley, S. H., O'Malley, S., Rounsaville, B., Prusoff, B. A., & Weissman, M. M. (1987). The relationship of patient difficulty to therapist performance in interpersonal psychotherapy of depression. *Journal of Affective Disorders, 12,* 207-217.

Foley, S. H., Rounsaville, B. J., Weissman, M. M., Sholomskas, D., & Chevron, E. (1989). Individual versus conjoint interpersonal psychotherapy for depressed patients with marital disputes. *International Journal of Family Psychiatry, 10,* 29-42.

Frank, E. (2005). *Treating bipolar disorder: A clinician's guide to interpersonal and social rhythm therapy.* New York: Guilford.

Frank, E., Kupfer, D. J., Perel, J. M., Cornes, C. D., Jarrett, B., Mallinger, A. G., et al. (1990). Three-year outcomes for maintenance therapies in recurrent depression. *Archives of General Psychiatry, 47,* 1093-1099.

Frank, E., Kupfer, D. J., Thase, M. E., Mallinger, A. G., Swartz, H., Fagiolini, A. M., et al. (2005). Two-year outcomes for interpersonal and social rhythm therapy in individuals with bipolar I disorder. *Archives of General Psychiatry, 62,* 996-1004.

Frank, E., Kupfer, D. J., Wagner, E. F., McEachran, A. B., & Cornes, C. (1991). Efficacy of interpersonal psychotherapy as a maintenance treatment of recurrent depression: Contributing factors. *Archives of General Psychiatry, 48,* 1053-1059.

Frank, E., Swartz, H. A., & Kupfer, D. J. (2000). Interpersonal and social rhythm therapy: Managing the chaos of bipolar disorder. *Biological Psychiatry, 48,* 593-604.

Frank, J. (1971). Therapeutic factors in psychotherapy. *American Journal of Psychotherapy, 25,* 350-361.

Frasure-Smith, N., Koszycki, D., Swenson, J. R., Baker, B., van Zyl, L.T., et al. (2006). Design and rationale for a randomized, controlled trial of interpersonal psychotherapy and citalopram for depression in coronary artery disease. *Psychosomatic Medicine, 68,* 87-93.

Gallo, J. J., Bogner, H. R., Morales, K. H., Post, E. P., Have, T. T., & Bruce, M. L. (2005). Depression, cardiovascular disease, diabetes, and two-year mortality among older, primary-care patients. *American Journal of Geriatric Psychiatry, 13,* 748-755.

Grote, N. K., Bledsoe, S. E., Swartz, H.A., & Frank, E. (2004). Feasibility of providing culturally relevant, brief interpersonal psychotherapy for antenatal depression in an obstetrics clinic: A pilot study. *Research on Social Work Practice, 14,* 397-407.

Hamilton, M. (1960). A rating scale for depression. *Journal of Neurology, Neurosurgery, and Psychiatry, 25,* 56-62.

Hellerstein, D. J., Little, S. A. S., Samstag, L. W., Batchelder, S., Muran, J. C, Fedak, M., et al. (2001). Adding group psychotherapy to medication treatment in dysthymia. *Journal of Psychotherapy Practice and Research, 10*, 93-103.

Hinrichsen, G. A., & Clougherty, K. F. (2006). *Interpersonal psychotherapy for depressed older adults.* Washington, DC: American Psychological Association.

Hoffart, A. (2005). Interpersonal therapy for social phobia: Theoretical model and review of the evidence. In M. E. Abelian (Ed.), *Focus on psychotherapy research* (pp. 4-11). New York: Nova Science.

Judd, F. K., Piterman, L., Cockram, A. M., McCall, L., & Weissman, M. M. (2001). A comparative study of venlafaxine with a focused education and psychotherapy program versus venlafaxine alone in the treatment of depression in general practice. *Human Psychopharmacology, 6*, 423-428.

Judd, F. K., Weissman, M. M., Davis, J., Hodgins, G., & Piterman, L. (2004). Interpersonal counseling in general practice. *Australian Family Physician, 33*, 332-337.

Judd, L. L., & Akiskal, H. S. (2000). Delineating the longitudinal structure of depressive illness: Beyond clinical subtypes and duration thresholds. *Pharmacopsychiatry, 1*, 3-7.

Judd, L. L., Akiskal, H. S., Maser, J. D., Zeller, P. J., Endicott, J., Coryell, W., et al. (1998). A prospective 12-year study of subsyndromal and syndromal depressive symptoms in unipolar major depressive disorders. *Archives of General Psychiatry, 55*, 694-700.

Karp, J. F., Scott, J., Houck, P., Reynolds, C. F., III, Kupfer, D. J., & Frank, E. (2005). Pain predicts longer time to remission during treatment of recurrent depression. *Journal of Clinical Psychiatry, 66*, 591-597.

Kebede, D., & Alem, A. (1999). Major mental disorders in Addis Ababa, Ethiopia, II: Affective disorders. *ACTA Paediatrica Scandinaica Supplement, 397*, 18-23.

Klerman, G. L., Budman, S., Berwick, D., Weissman, M. M., Damico-White, J., Demby, A., et al. (1987). Efficacy of a brief psychosocial intervention for symptoms of stress and distress among patients in primary care. *Medical Care, 25*, 1078-1088.

Klerman, G. L., DiMascio, A., Weissman, M. M., Prusoff, B. A., & Paykel, E. S. (1974). Treatment of depression by drugs and psychotherapy. *American Journal of Psychiatry, 131*, 186-191.

Klerman, G. L., Weissman, M. M., Rounsaville, B., & Chevron, E. (1984). *Interpersonal psychotherapy of depression.* New York: Basic Books.

Koszycki, D., Lafontaine, S., Frasure-Smith, N., Swenson, R., & Lesperance, F. (2004). An open-label trial of interpersonal psychotherapy in depressed patients with coronary disease. *Psychosomatics, 45*, 319-324.

Krupnick, J. L. (1999). Interpersonal psychotherapy for PTSD following interpersonal trauma. Presentation at symposium on New Developments in Interpersonal Psychotherapy (J. C. Markowitz, chair). American Psychiatric Association Annual Meeting, Washington, DC, May 17.

Lichtmacher, J. E., Eisendrath, S. J., &: Haller, E. (2006). Implementing interpersonal psychotherapy into a psychiatry residency training program. *Academic Psychiatry, 30*, 385-391.

Linehan, M. M., Armstrong, H. E., Suárez, A., Allmon, D., & Heard, H. L. (1991). Cognitive-behavioral treatment of chronically parasuicidal borderline patients. *Archives of General Psychiatry, 48*, 1060-1064.

Lipsitz, J. D., Fyer, A. J., Markowitz, J. C., & Cherry, S. (1999). An open trial of interpersonal psychotherapy for social phobia. *American Journal of Psychiatry, 156*, 1814-1816.

Lipsitz, J. D., Gur, M., Miller, N., Vermes, D., & Fyer, A. J. (2006). An open trial of interpersonal psychotherapy for panic disorder (IPT-PD). *Journal of Nervous and Mental Disease, 194*(6): 440-445.

Lipsitz, J. D., & Markowitz, J. C. (2006). Manual for interpersonal psychotherapy for social phobia (IPT-SP). Available from Joshua D. Lipsitz, Ph.D., Anxiety Disorders Clinic, New York State Psychiatric Association, 1051 Riverside Drive, Unit 69, New York, NY 10032 (lipsitz@pi.cmpc.columbia.edu; 212-543-5417).

Lo, H. T., & Fung, K. (2003). Culturally Competent Psychotherapy. *Canadian Journal of Psychiatry, 48,* 161-170.

Markowitz, J. C. (1993). Psychotherapy of the postdysthymic patient. *Journal of Psychotherapy Practice and Research, 2,* 157-163.

Markowitz, J. C. (1998). *Interpersonal psychotherapy of dysthymic disorder.* Washington, DC: American Psychiatric Press.

Markowitz, J. C. (2005). Interpersonal therapy of personality disorders. In J. M. Oldham, A. E. Skodol, & D. E. Bender (Eds.), *Textbook of personality disorders* (pp. 321-338). Washington, DC: American Psychiatric Publishing.

Markowitz, J. C., Bleiberg, K. L., Christos, P., & Levitan, E. (2006). Solving interpersonal problems correlates with symptom improvement in interpersonal psychotherapy: Preliminary findings. *Journal of Nervous and Mental Disease, 194,* 15-20.

Markowitz, J. C., Kocsis, J. H., Bleiberg, K. L., Christos, P. J., & Sacks, M. H. (2005). A comparative trial of psychotherapy and pharmacotherapy for "pure" dysthymic patients. *Journal of Affective Disorders, 89,* 167-175.

Markowitz, J. C., Kocsis, J. H., Fishman, B., Spielman, L. A., Jacobsberg, L. B., Frances, A. J., et al. (1998). Treatment of HIV-positive patients with depressive symptoms. *Archives of General Psychiatry, 55,* 452-457.

Markowitz, J. C., Leon, A. C., Miller, N. L., Cherry, S., Clougherty, K. F., & Villalobos, L. (2000). Rater agreement on interpersonal psychotherapy problem areas. *Journal of Psychotherapy Practice and Research, 9,* 131-135.

Markowitz, J. C., Skodol, A. E., & Bleiberg, K. (2006). Interpersonal psychotherapy for borderline personality disorder: Possible mechanisms of change. *Journal of Clinical Psychology, 62,* 431-444.

Markowitz, J. C., Svartberg, M., & Swartz, H. A. (1998). Is IPT time-limited psychodynamic psychotherapy? *Journal of Psychotherapy Practice and Research, 7,* 185-195.

Markowitz, J. C., & Swartz, H. A. (1997). Case formulation in interpersonal psychotherapy of depression. In T. D. Eells (Ed.), *Handbook of psychotherapy case formulation* (pp. 192-222). New York: Guilford.

Markowitz, J.C., & Swartz, H. A. (2006). Case formulation in interpersonal psychotherapy of depression. In *Handbook of psychotherapy case formulation.* (2nd ed.) New York: Guilford. Nov.

Martin, S. D., Martin, E., Rai, S. S., Richardson, M. A., & Royall, R. (2001). Brain blood flow changes in depressed patients treated with interpersonal psychotherapy or venlafaxine hydro chloride. *Archives of General Psychiatry, 58,* 641-648.

McIntosh, V. V., Jordan, J., Carter, F. A., Luty, S. E., McKenzie, J.M., Bulik, C. M., et al. (2005). Three psychotherapies for anorexia nervosa: A randomized, controlled trial. *American Journal of Psychiatry, 162,* 741-747.

Miller, G. (2006). *The unseen: Mental illness's global toll.* Science, 311, 458-465.

Miller, L., & Weissman, M. M. (2002). Interpersonal psychotherapy delivered over the telephone to recurrent depressives: A pilot study. *Depression and Anxiety, 16*, 114-117.

Miller, M. D., Richards, V., Zuckoff, A., Martire, L. M., Morse, J., Frank, E., et al. (2006). A model for modifying interpersonal psychotherapy (IPT) for depressed elders with cognitive impairment. *Clinical Gerontology*. Dec.

Mossey, J. M., Knott, K. A., Higgins, M., & Talerico, K. (1996). Effectiveness of a psychosocial intervention, interpersonal counseling, for subdysthymic depression in medically ill elderly. *Journal of Gerontology Series A: Biological Sciences and Medical Sciences, 51 A*, M172-M178.

Mufson, L., Pollack Dorta, K., Moreau, D., & Weissman, M. M. (2004*). *Interpersonal psychotherapy for depressed adolescents* (2nd ed.). New York: Guilford.

Mufson, L., Pollack Dorta, K., Wickramaratne, P., Nomura, Y., Olfson, M., & Weissman, M. M. (2004). A randomized effectiveness trial of interpersonal psychotherapy for depressed adolescents. *Archives of General Psychiatry, 61*, 577-583.

Neugebauer, R., Kline, J., Bleiberg, K., Baxi, L., Markowitz, J.C., Rosing, M., et al. (in press). Preliminary open trial of interpersonal counseling for subsyndromal depression following miscarriage. *Depression and Anxiety*.

Neugebauer, R., Kline, J., Markowitz, J.C., Bleiberg, K., Baxi, L., Rosing, M., et al. (2006). Pilot randomized controlled trial of interpersonal counseling for subsyndromal depression following miscarriage. *Journal of Clinical Psychiatry, 67*, 1299-1304.

Novalis, P. N., Rojcewicz, S. J., & Peele, R. (1993). *Clinical manual of supportive psychotherapy*. Washington, DC: American Psychiatric Press.

O'Hara, M. W., Stuart, S, Gorman, L. L., & Wenzel, A. (2000). Efficacy of interpersonal psychotherapy for postpartum depression. *Archives of General Psychiatry, 57*, 1039-1045.

Pilowsky, D., & Weissman, M. M. (2005). Interpersonal psychotherapy with school-aged depressed children. Unpublished manual available from Dan Pilowsky, MD, 1051 Riverside Drive, Unit 24, New York, NY 10032 (Pilowskd@childpsych.columbia.edu).

Pinsker, H. (1997). *A primer of supportive psychotherapy*. Hillsdale, NJ: Analytic Press.

Reynolds, C. F., III, Dew, M. A., Pollock, B. G., Mulsant, B. H., Frank, E., Miller, M. D., et al. (2006). Maintenance treatment of major depression in old age. *New England Journal of Medicine, 354*, 1130-1138.

Reynolds, C. F., III, Frank, E., Dew, M. A., Houck, P. R., Miller, M., Mazumdar, S., et al. (1999). Treatment of 70(+)-year-olds with recurrent major depression: Excellent short-term but brittle long-term response. *American Journal of Geriatric Psychiatry, 7*, 64-69.

Reynolds, C. F., III, Frank, E., Perel, J. M., Imber, S. D., Cornes, C., Miller, M. D., et al. (1999). Nortriptyline and interpersonal psychotherapy as maintenance therapies for recurrent major depression: A randomized controlled trial in patients older than fifty-nine years. *Journal of the American Medical Association, 281*, 39-45.

Robertson, M., Rushton, P. J., Bartrum, D., &: Ray, R. (2004). Group-based interpersonal psychotherapy for posttraumatic stress disorder: Theoretical and clinical aspects. *International Journal of Group Psychotherapy, 54*, 145-175.

Rossello, J., & Bernal, G. (1999). The efficacy of cognitive-behavioral and interpersonal treatments for depression in Puerto Rican adolescents. *Journal of Consulting and Clinical Psychology, 67*, 734-745.

Rounsaville, B. J., Chevron, E. S., Weissman, M. M., Prusoff, B. A., & Frank, E. (1986). Training therapists to perform interpersonal psychotherapy in clinical trials. *Comprehensive Psychiatry, 27*, 364-371.

Rounsaville, B. J., Glazer, W., Wilber, C. H., Weissman, M. M., & Kleber, H. D. (1983). Short-term interpersonal psychotherapy in methadone-maintained opiate addicts. *Archives of General Psychiatry, 40*, 629-636.

Schulberg, H. C., Post, E. P., Raue, P. J., Have, T. T., Miller, M., & Bruce, M. L. (in press). Treating late-life depression with interpersonal psychotherapy in the primary care sector. *International Journal of Geriatric Psychiatry*.

Schulberg, H. C, Raue, P. J., & Rollman, B. L. (2002). The effectiveness of psychotherapy in treating depressive disorders in primary care practice: clinical and cost perspectives. *General Hospital Psychiatry, 24*, 203-212.

Scocco, P., & Frank, E. (2002). Interpersonal psychotherapy as augmentation treatment in depressed elderly responding poorly to antidepressant drugs: A case series. *Psychotherapy and Psychosomatics, 71*, 357-361.

Scogin, F., & McElreath, I. (1994). Efficacy of psychosocial treatments for geriatric depression: A quantitative review. *Journal of Consulting and Clinical Psychology, 57*, 403-407.

Shea, M. T., Sout, R., Gunderson, J., Morey, L. C., Grilo, C. M., McGlashan, T., et al. (2002). Short-term diagnostic stability of schizotypal, borderline, avoidant, and obsessive-compulsive personality disorders. *American Journal of Psychiatry, 159*, 2036-2040.

Shear, K., Frank, E., Houck, P., & Reynolds, C. F. (2005). Treatment of complicated grief: A randomized controlled trial. *Journal of the American Medical Association, 293*, 2601-2608.

Spinelli, M. G. (1999). Manual of interpersonal psychotherapy for antepartum depressed women (IPT-P). Unpublished manual, College of Physicians and Surgeons of Columbia University, New York State Psychiatric Institute, 1051 Riverside Drive, Box 123, New York, NY 10032.

Spinelli, M. G., & Endicott, J. (2003). Controlled clinical trial of interpersonal psychotherapy versus parenting education program for depressed pregnant women. *American Journal of Psychiatry, 160*, 555-562.

Stuart, S., & Noyes, R., Jr. (in press). Interpersonal psychotherapy for somatizing patients. *Psychotherapy and Psychosomatics, 75*.

Verdeli, H., Clougherty, K. F., Bolton, P., Speelman, L., Ndogoni, L., Bass, J., et al. (2003). Adapting group interpersonal psychotherapy for a developing country: experience in rural Uganda. *World Psychiatry, 2*, 114-120.

Weissman, M. M. (2005). *Mastering depression through interpersonal psychotherapy: Monitoring forms.* New York: Oxford University Press.

Weissman, M. M. (2006). A brief history of Interpersonal Psychotherapy. *Psychiatric Annals, 36*, 553-557.

Weissman, M. M., & £ Klerman, G. L. (1986). Interpersonal counseling (IPC) for stress and distress in primary care settings. Unpublished manual available through M. M. Weissman, Ph.D., 1051 Riverside Drive, Unit 24, New York, NY 10032 (mmw3@columbia.edu).

Weissman, M. M., Klerman, G. L., Prusoff, B. A., Sholomskas, D., & Padian, N. (1981). Depressed outpatients: Results one year after treatment with drugs and/or interpersonal psychotherapy. *Archives of General Psychiatry, 38*, 52-55.

Weissman, M. M., Markowitz, J. C., & Klerman, G. L. (2000). *Comprehensive guide to interpersonal psychotherapy.* New York: Basic Books.

Weissman, M. M., Pilowsky, D. J., Wickramaratne, P., Talati, A., Wisniewski, S. R., Fava, M., et al. (2006). Remission of maternal depression is associated with reductions in psychopathology in their children: A Star*D-child report. *Journal of the American Medical Association, 295*,

1389-1398.
Weissman, M. M., Verdeli, H., Gameroff, M. J., Bledsoe, S. E., Betts, K., Mufson, L., et al. (2006). A national survey of psychotherapy training in psychiatry, psychology, and social work. *Archives of General Psychiatry, 63,* 925-934.
Weissman, M. M., Wolk, S., Goldstein, R. B., Moreau, D., Adams, P., Greenwald, S., et al. (1999). Depressed adolescents grown up. *Journal of the American Medical Association, 281,* 1707-1713.
Wilfley, D. E., Agras, W. S., Telch, C. F., Rossiter, E., Schneider, J., Cole, A. C., et al. (1993). Group cognitive-behavioral therapy and group interpersonal psychotherapy for the nonpurging bulimic individual: A controlled comparison. *Journal of Consulting and Clinical Psychology, 61,* 296-305.
Wilfley, D. E., Mackenzie, K. R., Welch, R., Ayres, V., & Weissman, M. M. (Eds.). (2000). Interpersonal psychotherapy for group. New York: Basic Books.
Wilfley, D. E., Welch, R. R., Stein, R. L, Spurrell, E. B., Cohen, L. R., Saelens, B. E., et al. (2002). A randomized comparison of group cognitive-behavioral therapy and group interpersonal psychotherapy for the treatment of overweight individuals with binge-eating disorder. *Archives of General Psychiatry, 59*(8), 713-721.
Zlotnick, C., Johnson, S. L., Miller, I. W., Pearlstein, T., & Howard, M. (2001). Postpartum depression in women receiving public assistance: Pilot study of an interpersonal-therapy-oriented group intervention. *American Journal of Psychiatry, 158,* 638-640.
Zuckerman, D. M., Prusoff, B. A., Weissman, M. M., & Padian, N.S. (1980). Personality as a predictor of psychotherapy and pharmacotherapy outcome for depressed outpatients. *Journal of Consulting and Clinical Psychology, 48,* 730-735.

索　引

あ

IPSRT (Interpersonal and Social Rhythm Therapy)　　171, 234, 236
IPC (Interpersonal counseling) →対人関係カウンセリング
IPT－M　→維持IPT
IPT－D (Interpersonal Psychotherapy for Dysthymic Disorder)　　163
IPTの概要　　9, 10
IPTの修正　　2, 3, **126**
IPT無反応例　　94
新しいスキル　　11, 70-**72**, 94, 152, 166, 179
アヘン依存　　178
アメリカ精神医学会　　17, 30, 112, 150, 216
アルコール　　30, **47**, 121, 122, 143, 152, 173, 196
アルコール乱用　　121, **178**-180
医学モデル　　33, 95, 111, 118, 149
怒り　　23, **64**, 71, 78, 85, 88, 97, 100, 107, 132
　　　157, 161, 186, **195**, 196
行き詰まり　　10, 43, **62**, 63, 66, 201, 212
医原性役割の変化　　164, 187
維持IPT (IPT-M: Maintenance Interpersonal Psychotherapy)　　14, 129
維持治療　　9, 11, 31, 36, 40, **94**, 124, **128**, 131
　　　151, 166, 173, 184
　　　うつ病の――症例　　131
Ⅰ軸　　104, 194
遺伝子　　20, 120
今ここで (here and now)　　19, 88, 101, 103
　　　114, 196, 197
ウガンダ　　202
うつ病
　　　――についての事実　　23
　　　――の生物学的側面　　119
　　　親の――　　143, 145
　　　軽度の――　　26
　　　高齢者の――　　146
　　　子どもの――　　120, 139, 141
　　　産後――　　1, **134**, 211
　　　思春期の――　　127, **139**-143, 211
　　　思春期前の――　　145
　　　身体疾患患者の――　　154
　　　精神病性の――　　25
　　　二重――　　163
　　　妊娠中の――　　128, 134
　　　反復性――　　130
　　　慢性の――　　26, 82, 134, 162-167
　　　妄想性――　　25, 26
　　　流産後の――　　134
エイジズム　　150
ＨＩＶ　　107, 138, 154, 156, **202**, 208
エチオピア　　207
SRM　→ソーシャル・リズム・メトリック

か

外傷後ストレス障害（PTSD）　　55, 186, **190**
　　　――症例　　191
外傷的悲哀　　55
ガイドライン　　17, 127, 201, 208
過食エピソード　　182
家族　　24, 32, **43**, 45, 48, 56, **117**, 120, 134
　　　143, 151, 166, 175, 183, 203
カタルシス　　51, 54
過眠　　44
がん　　56, 151-**154**, 156, 214
環境　　20
患者が喪失について考えるのを助ける質問　　59
感情　　108
　　　――の励まし　　97, 98
期間　　40
期間限定（制限）　　12, 16, **19**, 36, 92, **110**, 111
　　　114, 118, 123, **128**, 129
期間限定と頻度　　131
技法　　65, **96**, 99-102, 114, 130, 140, 142, 180
　　　182, 201, 208
機能不全　　46, 104
気分変調性障害　　1, 25, **26**, 32, 82, 104, 139
　　　161-165, 167, 169, 178, 180, 187, 194
　　　――症例　　166
気持ちの正当化　　084
急性期　　9, 19, 92, 94, 105, 124, 129-132, 151
　　　171, 173, 208
境界性パーソナリティ障害　　104, 127, **194**, 195
　　　――症例　　196
興味や喜びの減退　　44
気力の低下　　45
禁忌　　33

薬	18, 27, 29, 31-33, **46**, 93, 95, 129, 220
グループIPT（IPT－G）	181, 210
継続治療	9, **11**, 19, **129**, 151, 190
軽度のうつ病	26
決定分析	100
高齢者	18, 140, **146**
——のうつ病	146
——のうつ病症例	151
コカイン依存	178
国際IPT学会	200, 216
子どものうつ病	120, 141
コミュニケーション分析	**99**, 100, 209

さ

罪悪感	14, 18, 23, 25, 31, **45**, 51, 57, 63, 70, 92, **97**, 111, 120, 137, 152, 218, 235
再交渉	10, 19, **61**, **62**, 93, 129, 235
再構築	10, 19, 41, **54**, 84, 178, 192, 235
再燃	92, 94, 123, **128**, 135, 151
再発	17, 31, 40, **92**, 94, **123**, **128**, 132, 134, 139, 147, 171, 208
産後うつ病	**134**, **211**
死	10, 13, 20, 25, 30, 35, **45**, 50, 93, 97, 123, 130, 137, 140, 144, 152, 194
CBT（Cognitive Behavioral Therapy）→認知行動療法	
地固め	**130**
思考力、集中力、決断力の減退	**45**
自殺	18, 25, 30, 106, **123**, **144**, **151**, 194, 213, 219
自殺企図	25，30, **45**, 139, 144, 219
思春期	43, **141**, 158, 161, **212**
——のうつ病	139, 211
——前のうつ病	145
親しさサークル	142
死別	13, 20, 30, 35, **46**, 50, 57, 70, 130, 149, 152, 212, 224
社会不安障害（社会恐怖）	**82**, 131, 164, **186**, **187**, 190, 193-195, 200, **211**
——症例	190
終結	11, 14, 57, 64, 89, **92**, 110, 119, **128**, 195, 204
終結期	9, **11**, **14**, **128**, 192, 211
——の目標	92
重大な身体疾患	158
自由連想	21
宿題 →ホームワーク	
授乳中	18, **128**, 135, 205
守秘義務	3, 113, 117, **142**, 205, 213, 215
小うつ病性障害	25, 26

消極的な患者	107
症状チェックリスト	44, 47
焦点	2, 12, 19, **21**, 28, 33, **35-40**, 43, 54, 57, 61, 74, 78, 81-83, 94, 96, 101-105, 108, 114, 118, 129, **131**, 137, 145, 149, 152, 158, 162, 167, 170, 178, 182, 186, 189, 196, 200, 203, 206, 208, 210, 224
——の維持	109
初期	10, **12**, **28**, 35, 38, 43, 56, 77, 102, 104, 117, 124, 141, 147, 152, 156, 186, 204, 211, 219
神経性大食症	181, **185**, 210
神経性無食欲症	181
心臓病	154
身体疾患	5, 17, 28, 30, 36, 39, **46**, 56, 72, 146, 154, 160
身体疾患患者のうつ病	**154**, 157, 159
——症例	157
診断	2, 10, 12, 17, 25, 28, **31**, 37, 40, 51, 56, 60, 97, 104, 107, 114, 126, 131, 133, 137, 139, 146, 155, 167, 170, 173, 182, 186, 188, 191, 194, 198, 204, 211, 215
——基準	**30**, 107, 126, 131, 133, 137, 139, 156, 160, 186, 198, 214
Ⅰ軸——	105
Ⅱ軸——	194
心理教育	12, 14, 22, 30, 106, 137, 149, 156, 195
スーパービジョン	1, **113**, 216
制止	30, 33, **45**
脆弱性	20, 32
精神運動性焦燥	45
精神疾患の診断・統計マニュアル	25
精神病性のうつ病	25
精神療法	**18**, 33, 108, 114, 115, 118, 120, 162, 180, 215
摂食障害	127, **181**, 183, 185
——症例	182
選択肢	22
——の検討	65
双極性障害	1, 5, 24, **27**, 139, **170**
——症例	172
双極Ⅰ型障害	170, 174
双極Ⅱ型障害	170, 172
喪失について考えるのを助ける質問	59
躁症状	27, **46**, 170
ソーシャルサポート	11, 18, 34, 50, **54**, 69, 74, 81, 98, 136, 144, 152, 155, 161, 167, 187, 189, 191, 195
ソーシャル・リズム・メトリック（SRM）	172, 175

索引 235

た

大うつ病性障害　16, 23, **25**, 29, 31, 161, 163, 191, 195, 200
　——のサブタイプ　25
題材の直接的引き出し　97
体重減少　30, **44**, 56, 152, 222
体重増加　30, **44**, 183
対人関係カウンセリング（IPC）　155, **159**, 160
対人関係質問項目　12, 28, 33, **48**, 97, 136, 142, 149, 156, 165, 179
対人関係・社会リズム療法（IPSRT）　170
対人関係上の役割をめぐる不和　20
対人関係上の役割の変化　20
対人関係の欠如　11, 13, 20, 33, 35, 37, 40, **81**, 85, 87, 89, 101, 107, 138, 149, 187, 196, 203, **211**, 224
　——症例　85, 87
対人関係の不和　60, 63, 65, 67
　——症例　66
対人関係パターンを判断するための質問　91
対人関係療法効果尺度（治療者版）　95, 224
探索　87, 96
　非指示的——　96
遅刻　111, 116
中期　10, 14, 40, 204, 211, 219
　——のセッションに入るときの一般的なやり方　40
治療　31, 37
　——ガイドライン　1, **17**, 127
　——関係　10, 82, 88, **101**, 114
　——契約　11, 24, 29, **38**, 40, 93, 119
　——目標　13, **51**, **61**, 141, 173
治療者の役割　10, 52, **96**, 99, **102**
治療上の問題　104
沈黙　42, 100, 102, **111**, 112, 189
DSM-IV　12, 25, 30, 126, 139, 158, 161, 181, 186, 191, 196
転移　10, 101, 103, 114, 115
電気けいれん療法　26
電話　2, 52, 54, 88, 123, **136**, 141, 156, 196, 210, 213
　——IPT　213, 214
同席　2, 43, 64, 117, 127, **210**, 212
糖尿病　20, 32, 146, **154**, 157
投薬の必要性　12, 28, **32**
トレーニング　1, 3, 16, 114, 154, 160, 183, 200, 202, **215**-217
どんな人間関係を作れるかを判断するための質問　90

な

II軸　**104**, 105, 107, 194, 195
二重うつ病　**161**, 163, 166
妊娠中のうつ病　128, 134
　複雑化した妊娠　138
認知　18, 21, 57, 81, 106, **114**, 128, 134, 147, 150, 163, 180, 186, 194
認知行動療法（CBT: Cognitive Behavioral Therapy）　81, 106, **114**, 118, 128, 180, **186**
認知障害　150
脳卒中　56, 146, 154

は

パーソナリティ　**19**, 26, 85, **104**, 111, 130, 161, 164
パーソナリティ障害　85, 104, **107**, 127, 131, 194
発展途上国　**200**, 202, 205, 217
パニック障害　171, **186**, 192
ハミルトン抑うつ評価尺度　12, **25**, **29**, 37, 57, 67, 76, 77, 88, 93, 94, 107, 112, 113, 124, 131, 133, 152, 153, 157, 159, 167, 169, 173, 174, 183, 184, **218**
　——スコア　**29**, 67, 76, 88, 94, 107, 131, 152, 169, 183
反復性うつ病　94, **128**, 135
悲哀　10, 13, 20, 33, 35, 40, **50**, 53, 55, 58, 70, 81, 95, 97, 101, 110, 135, 137, 145, 148, 172, 201, 203, 205, 224
　——症例　56
　外傷的——　55
　正常な——　50
　複雑化した——　36, **51**, 110, 172
悲哀反応を判断するための質問　58
PTSD　→外傷後ストレス障害
　——症例　191
非指示的探索　96
ヒト免疫不全ウイルス（HIV）感染症　154
評価尺度　12, 14, 25, 29, 37, 57, 67, 76, 88, 93, 107, **112**, 124, 131, 133, 152, 157, 159, 167, 169, 173, 183, 218
病者の役割　12, 29, **39**, 106, 141, 156, 191, 210
疲労　18, 30, **45**, 57, 135, 147, 156, 219, 221
頻度　13, 24, 30, **40**, 83, 92, 94, 115, 129, 149, 184, 204, 208
不安　18, 26, 30, **47**, 54, 69, 76, 86, 88, 93, 97, 105, 117, 121, 131, 148, 183, 186, 190, 201, 220
不安障害　82, 131, 133, 164, **186**, 193, 194, 211
　——症例　188

夫婦同席IPT	212		101, 109, 114, 135, 137, 142, 148, 155, 162, 179, 186, 201, 204, 208, 210, 224
フォーミュレーション	13, 29, **37**, 74, 87, 109, 149, 165, 192, 196, 204, 208, 211, 215		

や

付加治療	27, 163, **171**, 174, 179, 209
複雑化した死別反応	50
物質乱用	139, 143, **178**
不眠	30, **44**, 50, 56, 75, 86, 131, 147, 156, 191, 205, 219
プライマリケア	17, 26, 116, **151**, 155, **157**, 159
不和の性質を判断するための質問	68
文化圏	100, **200**, 205
ベック抑うつ評価尺度	12, 112
変化を判断するための質問	79
弁証法的行動療法 (DBT: Dialectical Behavioral Therapy)	194
ホームワーク（宿題）	66, 84, 114, 160
保護者	141
翻訳	200, 202, 209, 217

薬物	14, 16, 30, **47**, 93, 118, 120, 128, 149, 178
薬物療法	**18**, 24, 27, 32, 81, 92, 94, 118, 120, 128, 131, 134, 139, 142, 145, 151, 160, 162, 169, 171, 173
役割の変化	11, 13, 20, 35, 37, 40, 44, 50, 60, 63, **69**, 81, 87, 92, 101, 130, 135, 137, 142, 148, 152, 155, 158, 164, 167, 172, 178, 180, 183, 187, 191, 206, 213, 224
――症例	73, 75, 76, 77
役割不安	187
役割をめぐる不和	**10**, 13, 20, 35, 40, **44**, 60, 66, 74, 78, 81, 101, 108, 132, 137, 148, 172, 192, 203, 212, 224
夢	**21**, 73, 114, 159, 191
幼少期	19, **21**, 101, 114, 167
抑うつ症状	10, 19, 26, 28, 33, 36, 38, 42, **44**, 51, 76, 87, 93, 107, 117, 122, 134, 146, 160, 164, 170, 183, 195, 224
予後	12, 31, 81, 104, 106, 117, **122**, 162, 194, 209

ま

マニュアル	1, **16**, 25, 126, 145, 155, 163, 200, **215**, 217
慢性うつ病	26, 82, 134, 162, 167
――患者	161, 163
無価値感	25, 30, **45**, 131, 157, 205, 218
明確化	99
妄想性うつ病	25
目標	10, 13, 19, **21**, 38, 51, 55, 60, 70, 83, 85, 92, 95, 97, 119, 122, 130, 141, 173, 175, 179, 195
目標と戦略	71, 83
喪のプロセス	10, 52, 72, 137
問題領域	14, 20, 33, **35**, 40, 50, 60, 81, 83, 95

ら・わ

力動的精神療法	101, **114**, 167, 183, 194
離別	10, **62**, 201
流産後のうつ病	134
ルール違反	108, 165
ロールプレイ	14, 43, 65, 67, 72, 76, 84, 87, 98, **101**, 108, 132, 159, 166, 174, 182, 189, 197, 208
ワークショップ	1, 208, **216**, 237

プリント・表　索引

プリント2.1	症状チェックリスト（大うつ病性障害）	44
プリント2.2	症状チェックリスト（患者が不安やアルコール、薬物の問題を持っているかどうか）	47
プリント2.3	対人関係質問項目	48
プリント3.1	悲哀反応を判断するための質問	58
プリント3.2	患者が喪失について考えるのを助ける質問	59
プリント4.1	不和の性質を判断するための質問	68
プリント5.1	変化を判断するための質問	79
プリント6.1	どんな人間関係を作れるかを判断するための質問	90
プリント6.2	対人関係パターンを判断するための質問	91
表1.1	ＩＰＴの概要	10
表2.1	アメリカ精神医学会「大うつ病性障害」診断基準	30
表2.2	ＩＰＴの問題領域	43
表17.1	ソーシャル・リズム・メトリックⅡ，5項目版（SRM-Ⅱ-5）	177

訳者あとがき

　本書は、Clinician's Quick Guide to Interpersonal Psychotherapyの全訳である。日本語に訳された対人関係療法（ＩＰＴ）のマニュアルとしては、『うつ病の対人関係療法』（岩崎学術出版社）、『グループ対人関係療法』（創元社）に次いで３冊目の本ということになる。

　対人関係療法（ＩＰＴ）は、エビデンスに基づく精神療法として認知行動療法（ＣＢＴ）と双璧をなす治療法であり、アメリカ精神医学会のうつ病治療ガイドラインなどにおいても有効な治療法として位置づけられているものである。その後、うつ病以外にもさまざまな障害やさまざまな患者層に向けて修正され、効果が検証されてきた。1960年代末からに開発されたが、効果検証のための臨床研究を優先させたため、一般臨床に普及するようになったのは1990年代に入ってから、という特異な歴史を持っている。

　近年では、ＩＰＴに興味があるが、具体的にどのように治療が行われるのかを手早く知りたい、という声も増えてきた。ＩＰＴのマニュアルは分厚く、また、ワークショップやスーパービジョンの機会も限られているためである。そんな声に応えて書かれたのが本書である。今までのＩＰＴのマニュアルがむしろ科学性を重視して書かれてきたのに対し、本書は実用性という目的を中心に構成されている。今までのＩＰＴマニュアルではかなりの割合を占めていた理論的・実証的背景を省略し、実際の治療の中で用いる言い回しなどを具体的に示している。コンパクトな症例も随所に述べられている。また、詳しいデータは省かれているが、それぞれの適用にどの程度のエビデンスがあるかを星の数で示しているのも、臨床に応用する上で大変わかりやすい目安になっている。忙しい臨床家でも、ＩＰＴの全体像を短時間でつかむことができるし、精神療法の経験が豊富な人であれば、本書を読むだけでＩＰＴのエッセンスをかなりの程度治療に取り入れることができるだろう。

さらにＩＰＴを詳しく知りたいという方には、『うつ病の対人関係療法』（絶版）を改訂した完全版マニュアルである『対人関係療法総合ガイド』（岩崎学術出版社・近刊）をご参照いただきたい。理論的・実証的背景や症例がより詳しく書かれている。ただし、完全版マニュアルは2000年に出版されており、2007年に出版された本書の方が情報として進んでいる部分もある。本書と併せて活用していただくことで、ＩＰＴへの理解が深まると考えている。

　最後に、本書をいち早く私のもとに送ってくださり日本語訳を全面的に支えてくださった創始者のマーナ・M・ワイスマン教授に心から感謝を申し上げます。ワイスマン教授は、日本にＩＰＴが普及するのをとても楽しみに見守ってくださっています。また、私にＩＰＴとの出会いを与えてくださった恩師である慶應義塾大学の大野裕教授、大変厳しいスケジュールであったにもかかわらず本書の出版に力を注いでくださった創元社の渡辺明美さんに深謝いたします。渡辺さんのご尽力のおかげで、原書出版の翌年に日本語訳を刊行するということが可能となりました。また、ＩＰＴが実際に大きな効果を示すということを身をもって示してくださった多くの患者さんに感謝いたします。本書の出版によって、日本の臨床の場にＩＰＴがさらに広がることを心から期待しています。

著者紹介

マーナ・M・ワイスマン（Myrna M. Weissman）
ニューヨーク州立精神医学研究所の疫学・精神医学教授、臨床・遺伝疫学部長。コロンビア大学医学部・公衆衛生学部教授。

ジョン・C・マーコウィッツ（John C. Markowitz）
コーネル大学・ウェイルメディカルスクール精神科臨床教授。コロンビア大学医学部客員教授。

ジェラルド・L・クラーマン（Gerald L. Klerman）
IPTの創始者。1992年没。ハーバード大学医学部とコーネル大学医学部の精神科教授であった。

訳者紹介

水島広子（みずしま　ひろこ）
慶應義塾大学医学部卒業・同大学院修了（医学博士）。現在、対人関係療法専門クリニック院長、慶應義塾大学医学部非常勤講師（精神神経科）。対人関係療法研究会代表世話人。主著『臨床家のための対人関係療法入門ガイド』『対人関係療法でなおす　うつ病』『拒食症・過食症を対人関係療法で治す』など。訳書『対人関係療法総合ガイド』など。ホームページ http://www.hirokom.org

---

りんしょうか
臨床家のための
たいじんかんけいりょうほう
対人関係療法クイックガイド

2008年2月10日第1版第1刷　発行
2021年12月10日第1版第5刷　発行

著　者　　　M. M. ワイスマン
　　　　　　J. C. マーコウィッツ
　　　　　　G. L. クラーマン
訳　者　　　水 島 広 子
発行者　　　矢 部 敬 一
発行所　　　株式会社 **創 元 社**
　　　　　　https://www.sogensha.co.jp/
　　　本社　〒541-0047 大阪市中央区淡路町4-3-6
　　　　　　Tel.06-6231-9010　Fax.06-6233-3111
　　　東京支店　〒101-0051 東京都千代田区神田神保町1-2 田辺ビル
　　　　　　Tel.03-6811-0662
印刷所　　　株式会社 フジプラス

©2008, Printed in Japan
ISBN978-4-422-11404-0 C3011

〈検印廃止〉

落丁・乱丁のときはお取り替えいたします。

JCOPY 〈出版者著作権管理機構　委託出版物〉
本書の無断複製は著作権法上での例外を除き禁じられています。複製される場合は、そのつど事前に、出版者著作権管理機構（電話 03-5244-5088、FAX 03-5244-5089、e-mail:info@jcopy.or.jp）の許諾を得てください。

本書の感想をお寄せください
投稿フォームはこちらから▶▶▶